Naturseifen selber machen

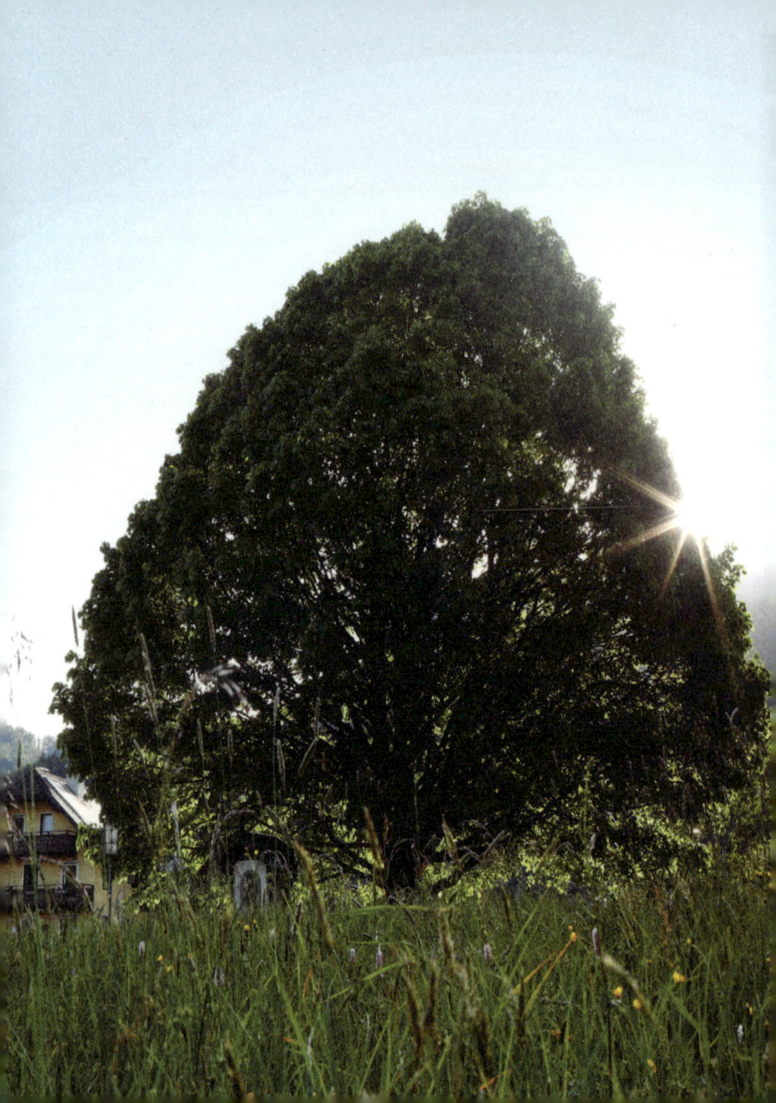

GABRIELA NEDOMA

Naturseifen selber machen

Servus DAS GROSSE KLEINE BUCH № 003

INHALTSVERZEICHNIS

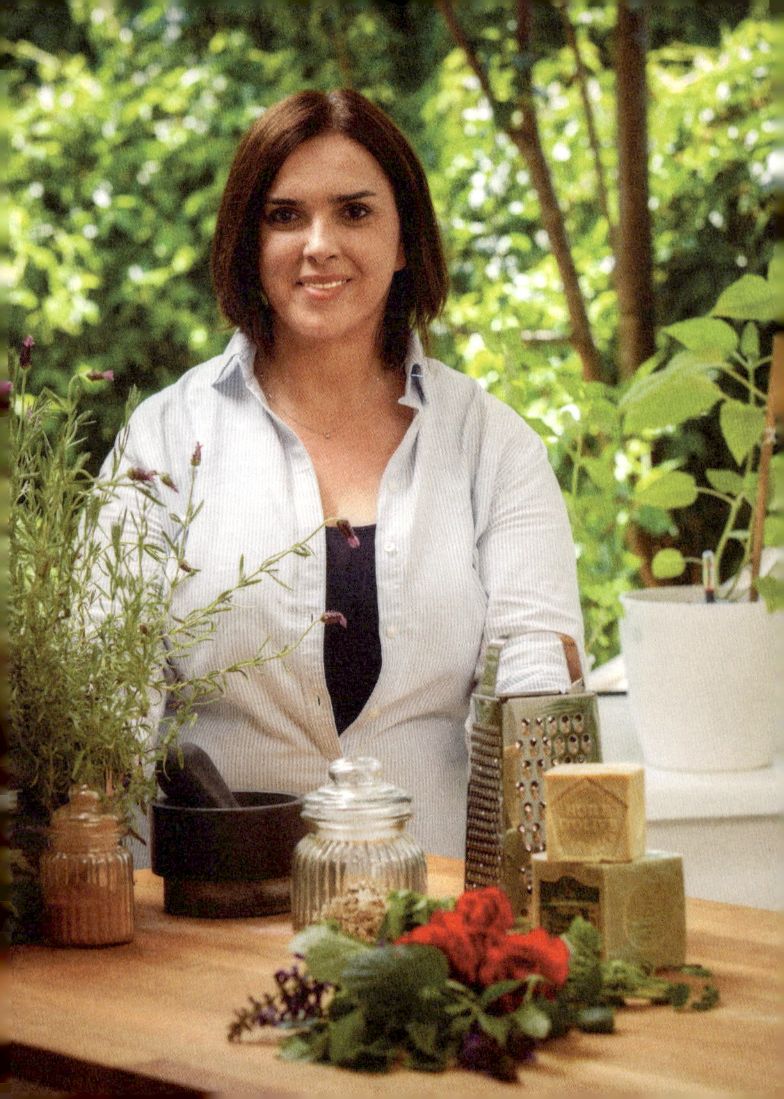

ALLES SCHAUM AUS DER NATUR

NATURBELASSENE SEIFEN SELBSTGEMACHT

Natürliche, biologische und hautfreundliche Reinigungsmittel für Haut und Haar herzustellen, ist sehr einfach. Mit nur wenigen Zutaten können Sie naturbelassene Seifen, Shampoos oder Duschgels von nun an selbst zubereiten. Das Beste daran: Sie brauchen sich keine chemischen Kenntnisse anzueignen, nicht den Umgang mit Ätzlaugen zu erlernen, keine Schutzmasken für die Augen zu verwenden oder spezielles Zubehör zu kaufen, wie es beim Seifensieden der Fall ist. Sie starten sofort und so einfach, dass selbst Kinder ihre Freude am Rühren, Schütteln, Reiben, Gießen oder Formen entwickeln werden.

SELBSTGEMACHT: SANFT, NATÜRLICH, BIOLOGISCH

Das Gute ist so nah – gesunde Früchte, frische Kräuter, wirksame Gewürze wachsen im Garten und in der Natur, andere Naturprodukte finden sich in der Küche oder im Bioladen. Und mit nur ein paar Handgriffen zaubern Sie im Nu Ihre Bio-Hautpflege. Es gibt viele Gründe, naturbelassene Seifen, Shampoos und Duschgels selbst herzustellen. Sie wissen, welche Inhaltsstoffe Ihre Produkte enthalten und können selbst Ihre Bio-Wirkstoffe auswählen. Die Zubereitung frischer Produkte ist jederzeit möglich und Sie sind unabhängig von Handelsprodukten. Sie zahlen wenig, erhalten dafür umso mehr gesunde Qualität. Mit selbstgemachten Seifen, Duschgels und Shampoos verwöhnen Sie einerseits Ihre Haut, andererseits halten Sie auch die Umwelt sauber.

BIO-SEIFEN AUS DER NATUR

Alle Produkte in diesem Buch sind ökologisch hergestellt, sanft zur Haut und auch für Kinder geeignet. Sie werden im Kreislauf der Natur schnell, vollständig und biologisch abgebaut. Es wird Sie in diesem Buch überraschen, was alles schäumt und reinigt. Sie entdecken auch manche „Seifen" aus der Natur, die heute kaum mehr bekannt sind. Oder wussten Sie schon, dass Sie mit Rosskastanien, Asche, Erde und sogar Milch Haut und Haare reinigen können? Ganz natürlich, sanft und nährend für die Haut. Sauberkeit mit gutem Gewissen: ohne Tenside, ohne belastende Chemie und ohne Umwelt und Gewässer zu verunreinigen.

SAUBERKEIT, DIE HAUT UND UMWELT WEH TUT

Seifen, Duschgels und Shampoos im Handel enthalten im Durchschnitt 20–30 verschiedene Inhaltsstoffe. Sie schäumen üppig in kleinsten Mengen, verströmen Wolken an Düften und strahlen in wunderschönen Farben – doch hinter dieser einladenden Fassade finden sich meist wenig hautfreundliche Inhaltsstoffe. Zahlreiche industriell hergestellte Produkte erhalten ihre Reinigungskraft von waschaktiven und schaumbildenden Tensiden wie Natriumlaurylsulfat (SLS). Dieser Stoff ist hautreizend, fördert Hautirritationen und ermöglicht das Eindringen von Fremdstoffen in den Körper. Ein aggressives Tensid, das praktisch den schützenden Fett- und Feuchtigkeitsschutz der Haut zerstört. Weiters gehört SLS zur Gruppe der PEG-Derivate, bei deren Herstellung das potenziell krebserregende und hormonwirksame 1,4-Dioxan entsteht. EDTA, ein synthetischer Stabilisator und Enthärter in Reinigungsmitteln, steht im Verdacht, die Haut durchlässig für chemische Zusätze zu machen. EDTA wird in der Umwelt nur schwer abgebaut und reichert sich in Gewässern an. Auch unter den zahlreich eingesetzten synthetischen Düften finden sich Substanzen, die allergische Reaktionen, Atembeschwerden, Asthma oder Kopfschmerzen verursachen.

UNSERE KLUGE HAUT

Die Haut ist ein wunderbar intelligentes und sensibles Organ, das seine Funktionen selbst reguliert. Sie bildet an ihrer Oberfläche einen Schutzfilm, bestehend aus Talg und Schweiß. Wird dieser natürliche Hautschutz respektiert, braucht die Haut in der Folge nur wenig Pflege. Dies ist bei modernen Pflegeprodukten nicht immer der Fall. Die „porentiefe" Reinigung ist oft sehr aggressiv und macht die Haut abhängig von Hautpflege. Daher ist eine natürliche Reinigung der erste und wichtigste Schritt, um der Haut Erholung zu bieten und ihre Selbstständigkeit zu fördern. Und damit auch ihre natürliche Schönheit und Gesundheit zu erhalten.

SEIFEN FRISCH AUS DER KÜCHE

Alles da... in der Küche

Die Rezepte in diesem Buch sind mit üblichem Küchenzubehör hergestellt: Waage, Kochplatte, Reiben, Siebe, Trichter, Töpfe, Silikonförmchen und Pürierstab. Sie können sofort starten!

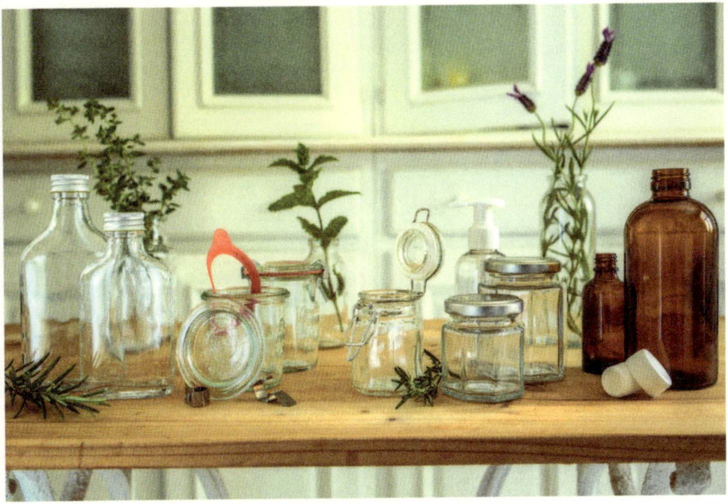

NEUES LEBEN FÜR VERPACKUNG

Empfehlenswert ist Glasverpackung, da diese sich mehrfach verwenden lässt und nicht mit dem Inhalt reagiert. Sie können Glasverpackungen kaufen, aber auch recyceln. Leere Gläser, Tiegel, Flaschen, Zerstäuber oder Spender eignen sich als Verpackung für Seifen und Shampoos.

NATURSEIFEN AUS WALD UND WIESE

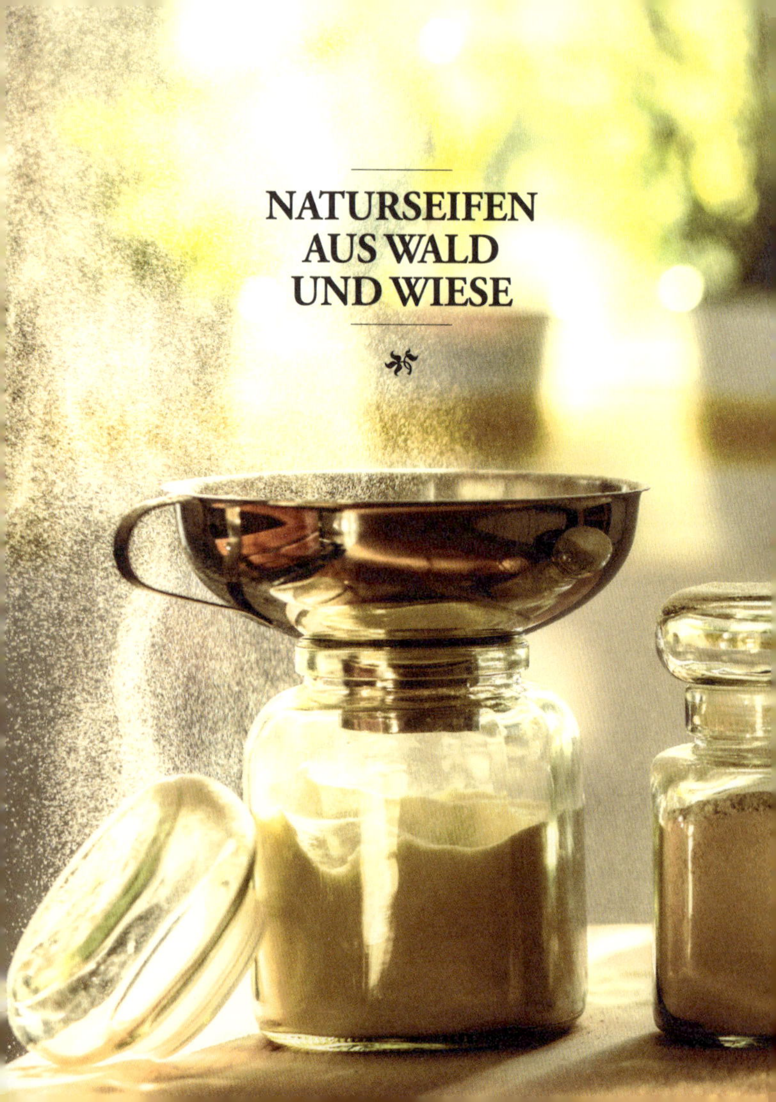

MEHLE – FEINE PEELINGS FÜR DIE HAUT

Getreide, Bohnen und Samen werden seit der römischen Zeit zur Reinigung und Heilung der Haut eingesetzt. Mehle sind basisch und reich an hautregenerierenden Wirkstoffen wie Niacin, Schleimstoffen, Pantothensäure, Mineralstoffen oder Phytohormonen. Vor allem Bohnen enthalten Saponine, waschaktive Stoffe, und können als milder Seifenersatz für die Reinigung sensibler Haut eingesetzt werden. Auch gekocht sind Mehle hautreinigend und hautpflegend. Die Indianer Nordamerikas heilten Wunden mit Maisauflagen, die naturheilkundige Nonne Hildegard von Bingen behandelte beanspruchte Haut mit Gerstenschleim und der römische Gelehrte Plinius wusste von der Heilkraft von Bohnenauflagen bei Brandwunden zu berichten.

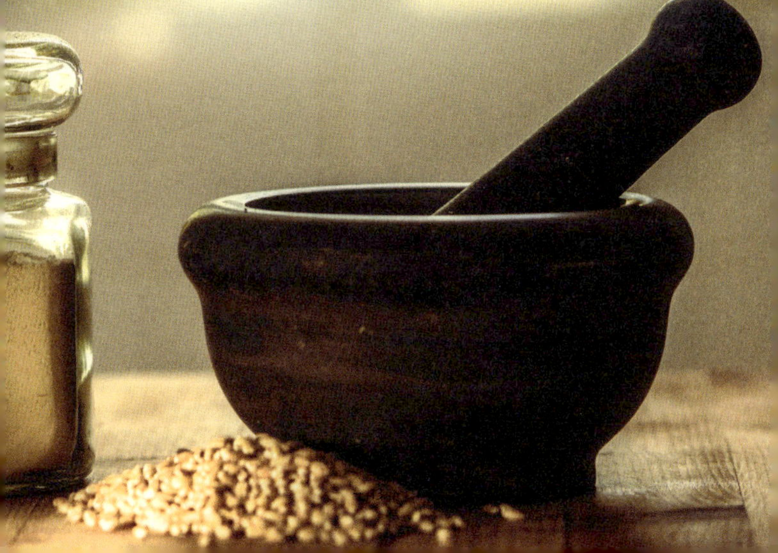

Feenstaub – Sanfte Hautreinigung für sensible Haut

FÜR 1 TIEGEL

3 EL Bohnenmehl, feinst gemahlen • 3 EL Milchpulver
3 EL getrocknete Rosenblüten

ZUBEREITUNG

Alle Zutaten im Mörser oder im Mixer pulverisieren. • Mit einem Sieb das Pulver von groben Teilen befreien und in einen Tiegel füllen. • Das Pulver mit etwas Milch oder Sauerrahm vermischen und auf die angefeuchtete Haut auftragen. Sanft einmassieren, anschließend mit lauwarmem Wasser abwaschen. Kann als Gesichts- und Körperreinigung verwendet werden. • WIRKUNG: reinigend, durchblutungsfördernd, straffend, hautberuhigend, entzündungshemmend

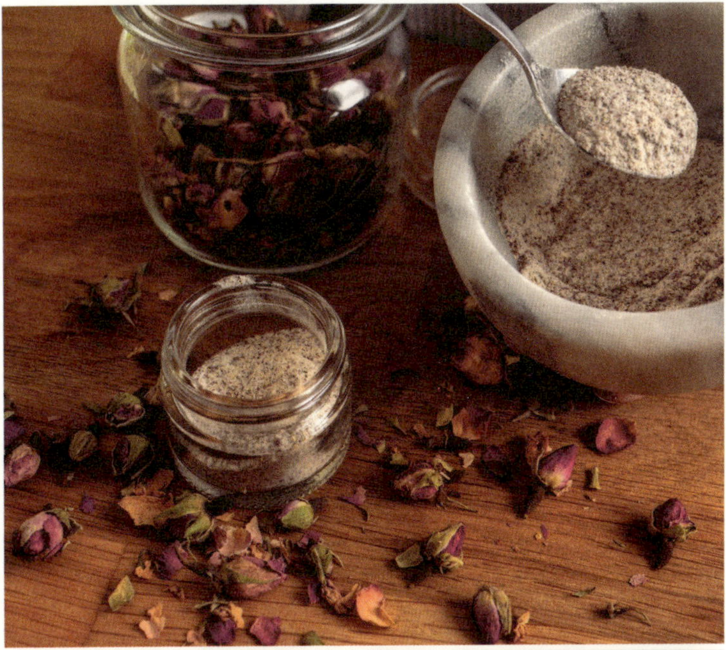
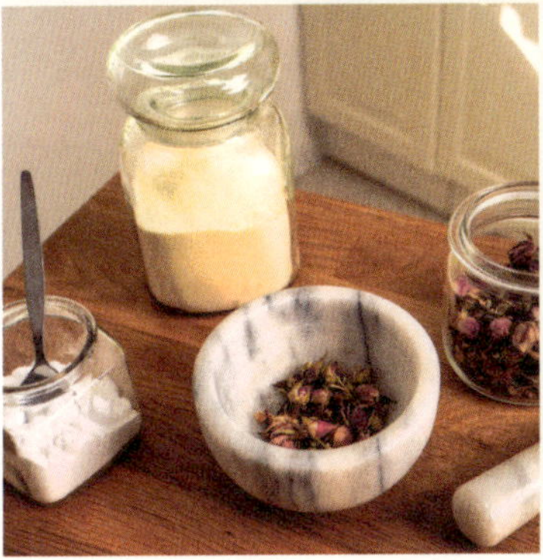
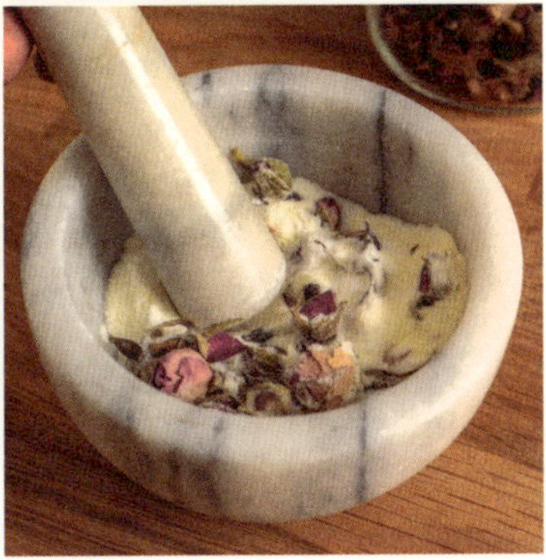

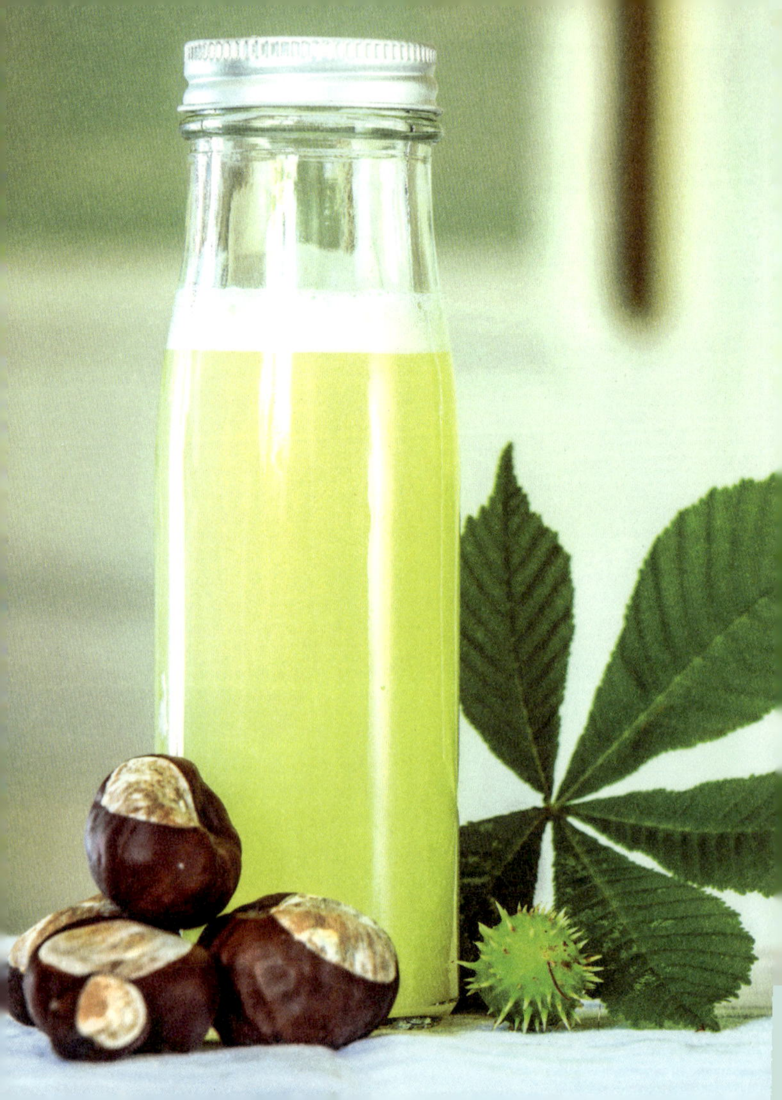

ROSSKASTANIE – DIE HEIMISCHE WASCHNUSS

Die indischen Waschnüsse sind umweltbewussten Menschen ein Begriff, doch wissen nur wenige, dass unsere heimischen Rosskastanien den Waschnüssen in nichts nachstehen.

Rosskastanien besitzen durch die in ihnen enthaltenen Saponine gute waschaktive Eigenschaften. Weitere heimische Seifenpflanzen sind Efeu, Seifenkraut, Kartoffel, Rhabarber oder Sauerklee.

Frische Gesichtsreinigung mit Rosskastanien

FÜR 1 FLASCHE

50 g frische Rosskastanien • 100 ml Wasser
100 ml Kokosmilch • 1 TL Apfelpektin

ZUBEREITUNG

Rosskastanien zerkleinern und im Mixer pulverisieren. • Das Pulver in ein Glas mit Schraubverschluss geben. • Kokosmilch, Wasser und Apfelpektin zugeben, das Glas verschließen und gut schütteln. • 1–3 Std. stehen lassen, danach die Mischung durch ein Feinsieb filtrieren. • In *eine Flasche füllen und als frische Gesichtsreinigung oder als Duschgel verwenden. • WIRKUNG: reinigend, klärend, hautberuhigend, desinfizierend, kühlend*

ERDE – DIE ÄLTESTE SEIFE DER MENSCHHEIT

Die Verwendung von Erde als Reinigungsmittel lässt sich bis in die Steinzeit zurückverfolgen. Besonders Lavaerde ist ein ausgezeichneter Seifen- und Shampooersatz – garantiert tensidfrei und mit einer gesundheitsförderlichen Wirkung.

Ghassoul-Shampoo mit Zitronenmelisse

FÜR 1 SHAMPOO

5 EL weiße Lavaerde (Ghassoul) • 200 ml Wasser
3–5 Zweige Zitronenmelisse • 1 TL Zitronensaft
1 TL Apfelpektin

ZUBEREITUNG

Die Lavaerde mit dem Apfelpektin vermischen. • Zitronenmelisse, Zitronensaft und Wasser in einem Topf zugedeckt zum Kochen bringen. 10 Minuten köcheln lassen, danach durch ein Feinsieb filtrieren. Lavaerde und Apfelpektin zugeben und alles mit dem Mixer glatt rühren. Das fertige Shampoo in eine Flasche füllen. • Auf die nassen Haare auftragen, gut verteilen und einmassieren. Die Menge reicht für 1–2 Haarwäschen. • WIRKUNG: haarstärkend, talgregulierend, schuppenreduzierend

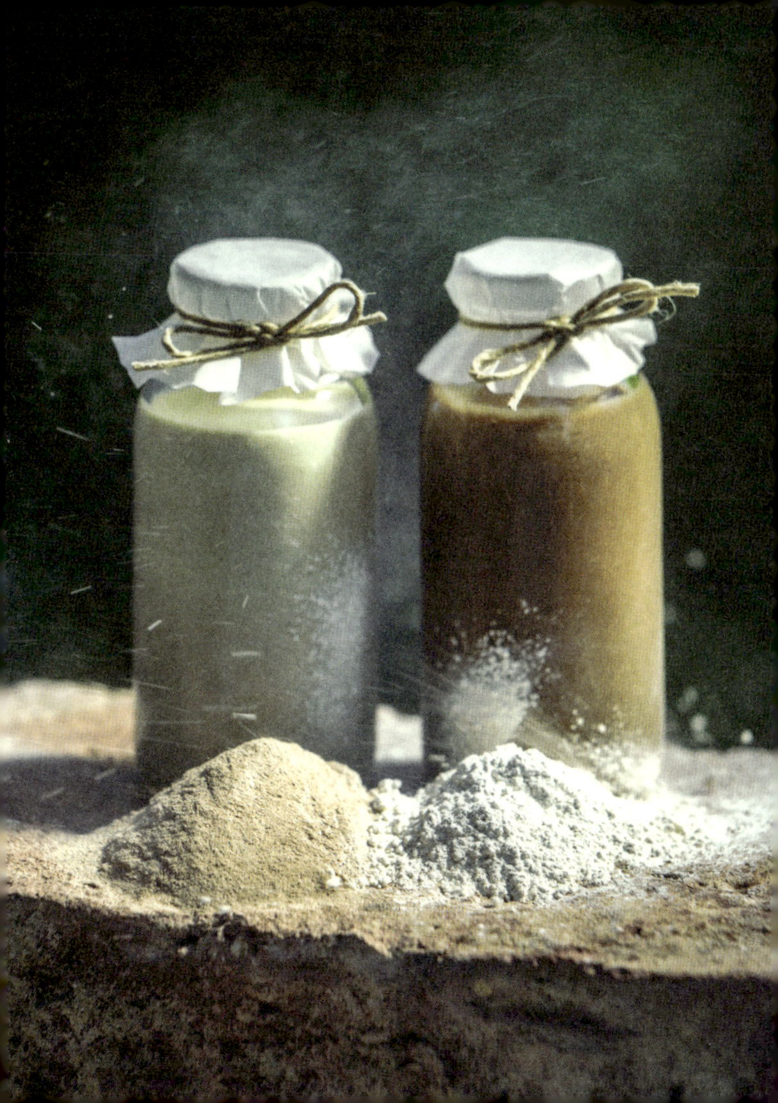

Peeling-Duschgel mit roter Lavaerde, Lavendel und Flohsamen

FÜR 1 DUSCHGEL

5 EL rote Lavaerde • 150 ml Wasser
5 Tropfen ätherisches Lavendel-Öl
1 TL Flohsamen

ZUBEREITUNG

Alle Zutaten in ein Glas mit Schraubverschluss füllen. • Das Glas verschließen, gut schütteln und über Nacht stehen lassen. • Am nächsten Tag die Mischung in eine Flasche füllen und wie ein normales Duschgel verwenden. • WIRKUNG: mineralisierend, basisch, desodorierend, hautberuhigend, entzündungshemmend

Abbildung siehe Seite 19

ASCHE – BASISCHE REINIGUNG AUS DER NATUR

Holzasche ist eines der interessantesten Reinigungsmittel aus der Natur. Asche ist ein mineralischer organischer Rückstand, der in Verbindung mit Wasser eine waschaktive Wirkung entfaltet. Als Lauge eignet sich Asche als Bad, für die Zahnreinigung, zum Wäschewaschen und als Basis für die Herstellung von Seifen. Naturheilkundig wird Asche wegen seiner desinfizierenden und entzündungshemmenden Eigenschaften zur Behandlung von Wunden und Hautproblemen eingesetzt.

Sanfte Gesichtsreinigung mit Holzaschenlauge und Wipfeln

FÜR DIE ASCHE

Getrocknete und zerkleinerte Zweige
der Buche, Tanne, Birke oder Linde

ZUBEREITUNG

Die zerkleinerten Zweige im Freien in ein feuerfestes Gefäß geben. Mit einem Stück Holz anzünden und die Zweige vollständig verbrennen lassen. • Erkalten lassen und den Rückstand durch ein Sieb filtrieren, den Feinstaub dabei nicht einatmen. • Die Asche in ein Glas füllen und bei Bedarf verwenden.

FÜR 1 FLASCHE LAUGE

3 EL Asche • 150 ml Wasser
1 EL frische Wipfel

ZUBEREITUNG

Die Wipfel mit Wasser übergießen und mit dem Pürierstab zerkleinern. • Asche zugeben, gut umrühren und über Nacht stehen lassen. Am nächsten Tag die Lauge 1–2 Mal durch ein Feinsieb filtrieren. • In eine Zerstäuberflasche füllen und auf das Gesicht sprühen. • Trocknen lassen, danach mit Wasser abspülen. • WIRKUNG: desinfizierend, mineralisierend, basisch, talgdrüsenregulierend, klärend, hautberuhigend

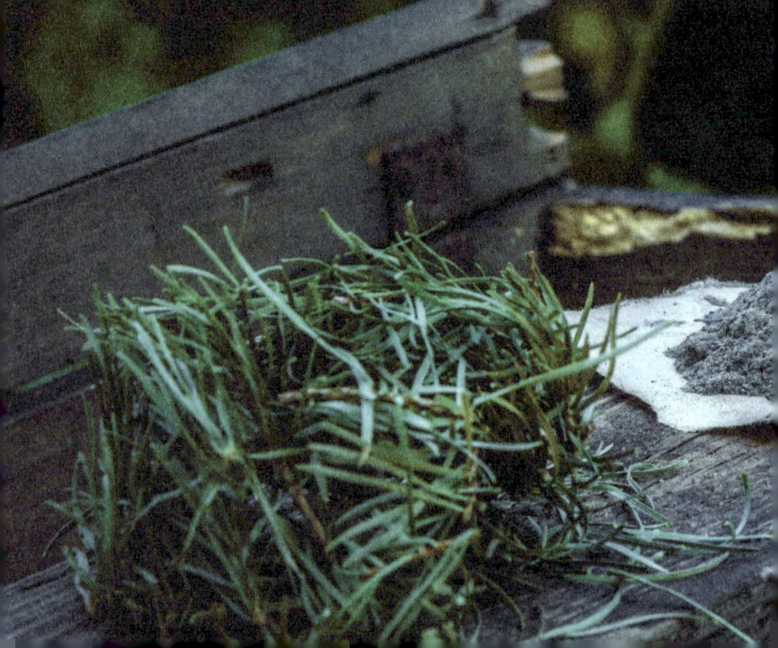

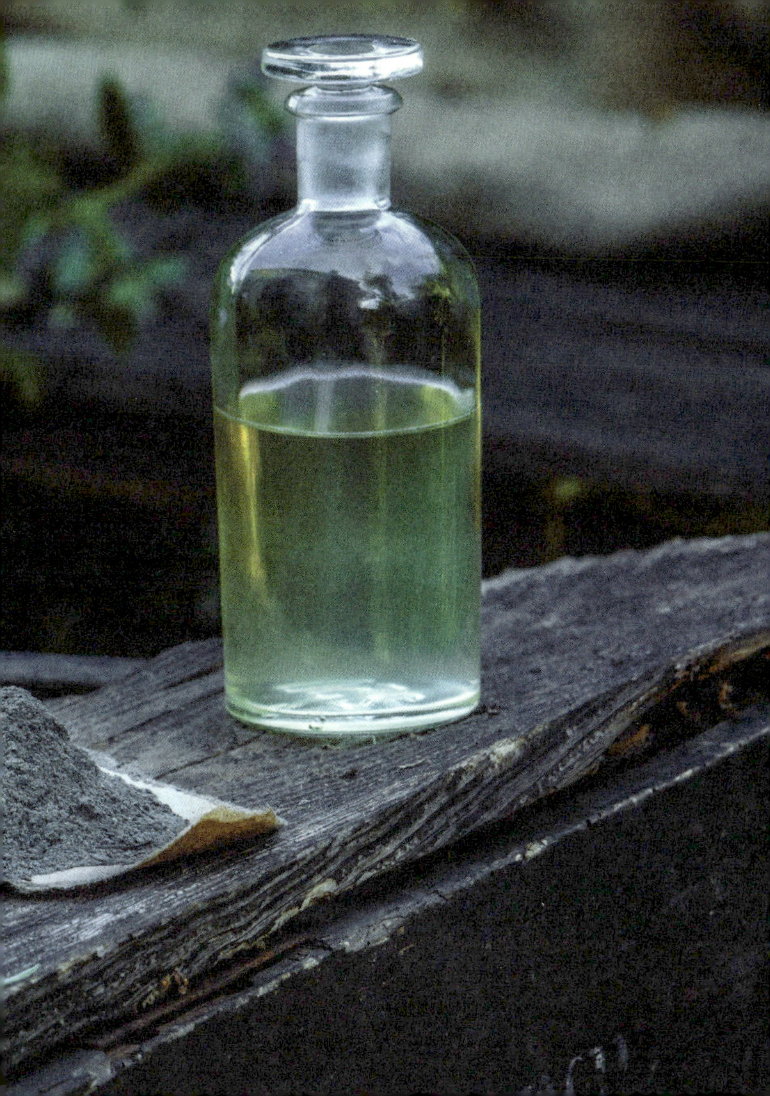

MILCH – HEILSEIFE VON DER WIESE

Wer hat nicht schon mal eine abgelaufene Milch oder ein geöffnetes Joghurt entsorgt? Eigentlich schade, denn Milchprodukte sind fantastische Reinigungsmittel und eine Gesundheitsquelle aus der Natur. Gesäuerte Milchprodukte wie Sauerrahm, Topfen und Joghurt besitzen gute Hautreinigungseigenschaften. Sie spenden Feuchtigkeit, regulieren den pH-Wert der Haut, regen die Zellneubildung an, straffen, glätten und beruhigen irritierte Haut. Molke ist ein guter Shampooersatz, Milch eine hautberuhigende und rückfettende Naturlotion, Topfen eine klärende Maske und Butter eine beruhigende Salbe.

Milk & Honey: Süßer Make-up-Entferner

FÜR 1 ANWENDUNG

1 EL Sauerrahm

1 TL Honig

1 TL Milch

ZUBEREITUNG

Alle Zutaten vermischen. • Mit einem Wattepad oder direkt auf die Haut auftragen und mit kreisenden Bewegungen in das Gesicht einmassieren, anschließend mit lauwarmem Wasser abspülen.

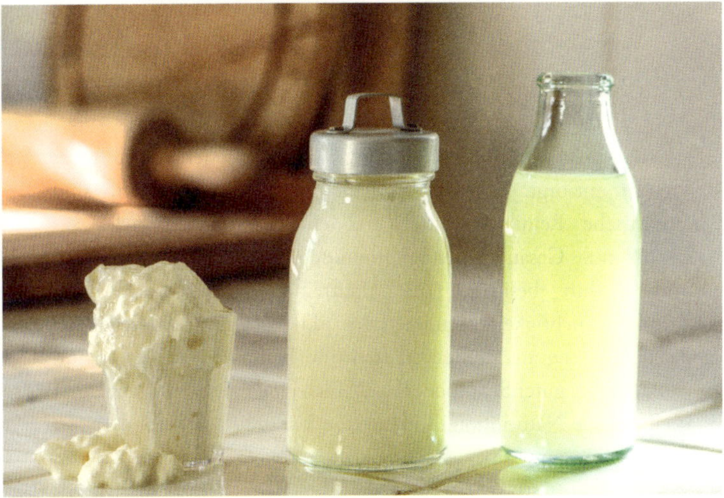

Vegane Reinigungsmilch

FÜR 1 FLASCHE

100 ml Kokosmilch

1 TL Zitronensaft • 1 TL Ahornsirup

1 TL Pfeilwurzelmehl

ZUBEREITUNG

Alle Zutaten vermischen und in einem Topf zum Kochen bringen. 3 Minuten köcheln lassen, danach die Mischung in eine Spenderflasche füllen. • Wie eine Reinigungsmilch verwenden: Ins Gesicht einmassieren, anschließend mit lauwarmem Wasser abspülen.

NATRON – WUNDERMITTEL AUS DER KÜCHE

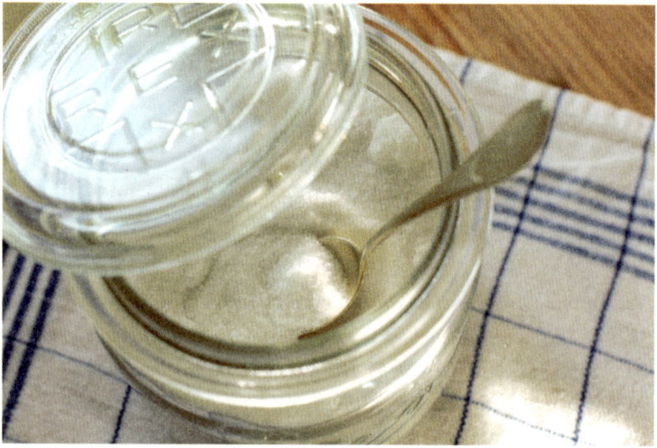

Allein die Aufzählung der Bereiche, in denen Natron zum Einsatz kommt, liest sich spektakulär: Hilfe bei Übersäuerung, Entgiftung, Hautberuhigung, Insektenstiche, Desinfektionsmittel, basisches Bad, Zahnreinigung, Gesicht- und Körperreinigung, Deodorant, Shampoo, Geruchsneutralisierung, Einsiedehilfe, Silberputzmittel, Ameisenmittel, Backtreibmittel, Haushaltsreinigungsmittel, Wäschereinigung, Fleckenentfernung ... und natürlich Seife. Natron ist für die teuren und chemisch belasteten Produkte im Handel eine harte Konkurrenz, also wird es oft vergessen und einfach verschwiegen. Zeit, dem „Superman“ der umweltneutralen Reinigungsmittel wieder die Anerkennung zu geben, die er verdient!

3 in 1: Aufhellendes Zahnseifenpulver, Deo-Seife und Deodorant

FÜR 1 TIEGEL

3 EL Natron

1–3 Tropfen ätherisches Öl

ZUBEREITUNG

Natron mit Öl vermischen und in einem Tiegel aufbewahren. ZAHNSEIFE: Auf die angefeuchtete Zahnbürste auftragen und wie gewohnt die Zähne putzen. • Deo-Seife: Bei schlechten Gerüchen auf die angefeuchteten Hände auftragen, einmassieren und mit lauwarmem Wasser abwaschen. • Deodorant: Das Pulver auf schweißanfällige Stellen wie Achselhöhlen oder Füße auftragen. • WIRKUNG: geruchsneutralisierend, zahnaufhellend, desodorierend, hautberuhigend

NATURBELASSENE SEIFEN

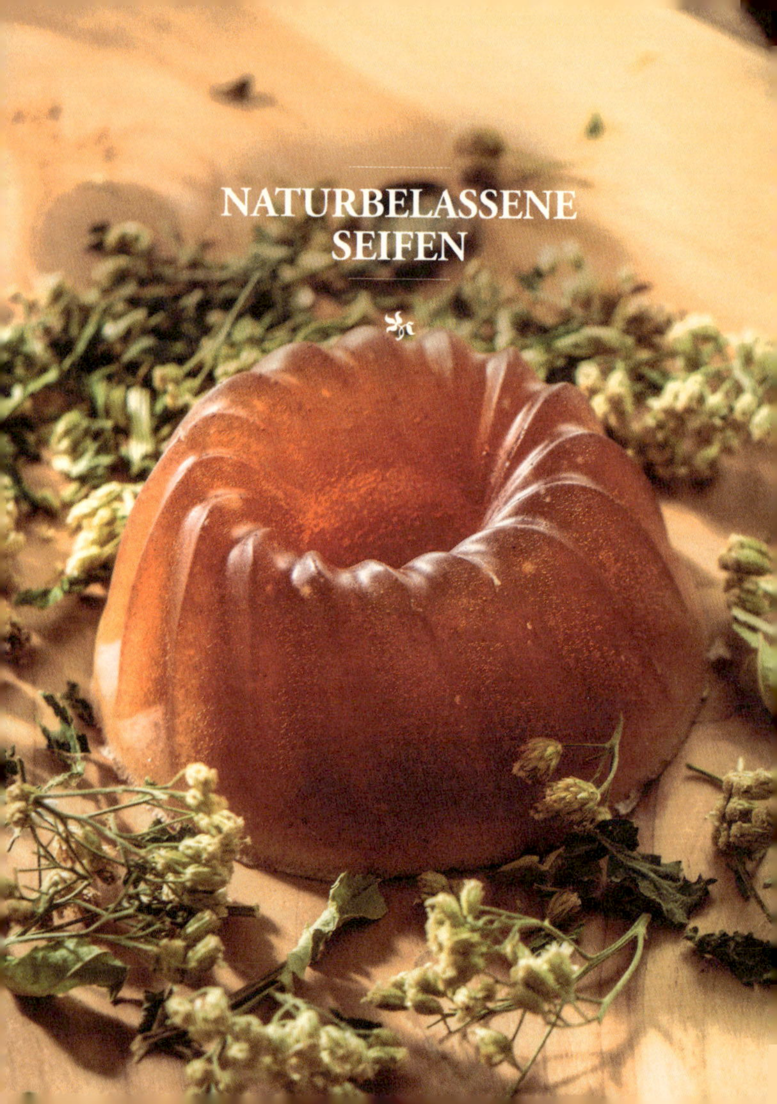

SEIFENGUGELHUPF MIT HONIG UND SCHAFGARBE

Der süße Honig enthält um die 200 verschiedenen Inhaltsstoffe, darunter zahlreiche Stoffe mit einer gesundheitsförderlichen Wirkung wie Enzyme, Wasserstoffperoxid, Inhibine, Aminosäuren, Mineralstoffe oder Fettsäuren. Auf der Haut wirkt Honig abschwellend, beruhigend, desinfizierend, feuchtigkeitsspendend und fördert die natürliche Regeneration. Die Schafgarbe ist ein besonderes Heilkraut, das blutstillende und wundheilende Wirkstoffe enthält.

FÜR 1 SEIFE

100 g Bio-Glyzerinseife • 1 EL Honig • 50 ml Wasser
2–3 frische Schafgarbenblütenköpfe
1 TL getrocknete Schafgarbenblüten • 1 EL Kokosfett

ZUBEREITUNG

Die frischen Schafgarbenblüten zerkleinern und mit Honig und Wasser übergießen. • 3 Tage im Kühlschrank ziehen lassen, danach die Flüssigkeit filtrieren. • In einem Topf die Bio-Glyzerinseife zum Schmelzen bringen. Flüssigkeit und Kokosfett der Seife beimengen und gut umrühren. • Die Masse in eine Gugelhupf-Form gießen, die getrockneten Blüten zerkleinern und in die Masse einarbeiten. • Die Seife im Kühlschrank 1–2 Tage fest werden lassen. • Aus der Form herauslösen und wie eine normale Seife verwenden.

KRÄUTERKUGELN MIT SALBEI UND LAVENDEL

Mit einem Anteil von über 70% Olivenöl sind Olivenölseifen wie Savon de Marseille besonders reichhaltig, mild für die Haut und rückfettend. Sie binden in Kombination mit Kräutern schonend die ätherischen Öle und ermöglichen so eine hochwertige natürliche Hautpflege. Salbei und Lavendel enthalten viel ätherisches Öl und haben eine desodorierende, antibakterielle und hautberuhigende Wirkung.

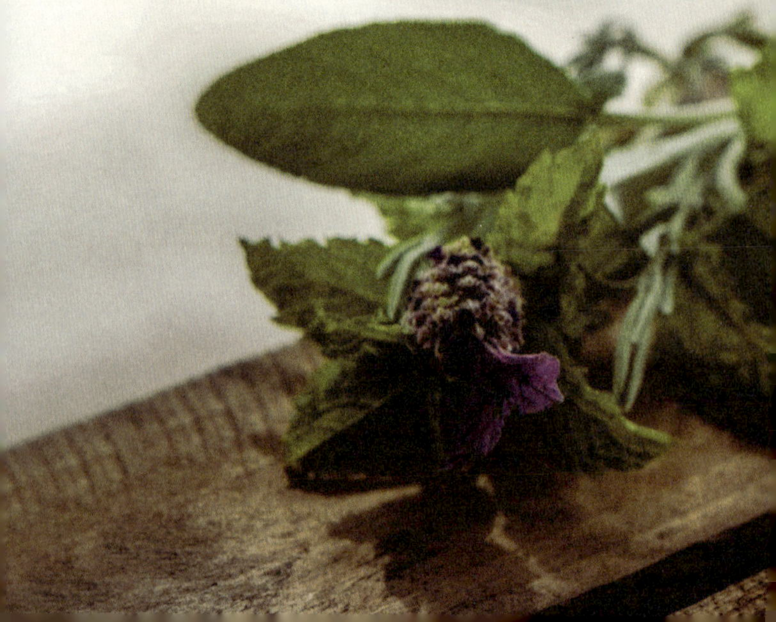

FÜR 2 KRÄUTERKUGELN

100 g Olivenölseife • 20 g weiße Lavaerde • 30 ml Wasser
je 30 g getrockneter Salbei und Lavendel • 20 ml Olivenöl

ZUBEREITUNG

Kräuter im Mixer pulverisieren und mit einem Sieb von groben Teilen befreien. • Olivenölseife im Mixer pulverisieren. • In einem Topf Wasser, Olivenöl und Olivenölseife erwärmen und die Seife zum Schmelzen bringen. • Auf handwarme Temperatur abkühlen lassen und die Kräuter und Lavaerde in der Seifenmasse einarbeiten. • Aus der Masse Kugeln formen und mit dem Kräuterpulver bestäuben. 1–2 Tage im Kühlschrank trocknen lassen, anschließend die Kräuterkugeln wie eine normale Seife zur Hand-, Gesichts- oder Körperreinigung verwenden.

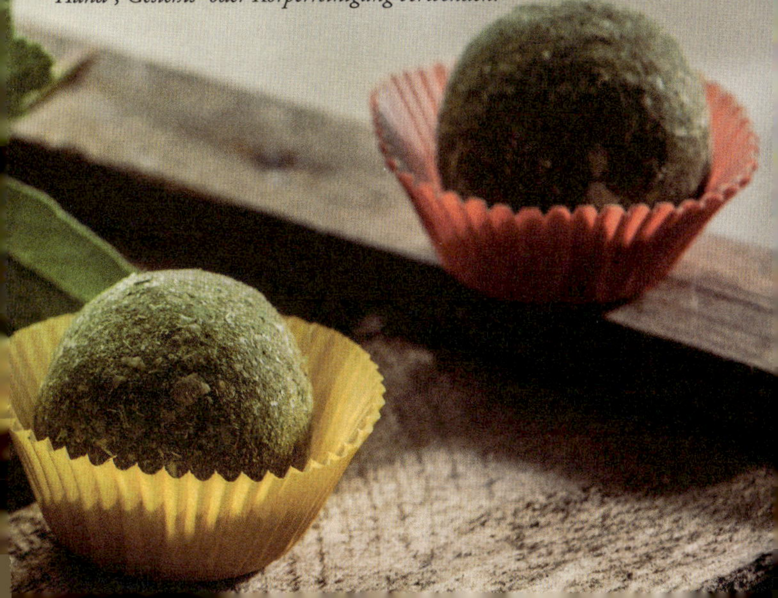

GEWÜRZSEIFE MIT GRÜNEM KARDAMOM UND HAFERFLOCKEN

Getreide wird seit jeher zur Pflege und Heilung der Haut verwendet. Auch Hafer enthält hautschützende Wirkstoffe, darunter feuchtigkeitsspendende Schleimstoffe mit beruhigender Wirkung. Die aromatischen Kardamomsamen werden auch als „Königin der Gewürze" bezeichnet und verfügen über entzündungshemmende, desodorierende und sogar aphrodisierende Qualitäten.

FÜR 3–5 GEWÜRZSEIFEN

100 g Olivenölseife • 20 g Haferflocken • 10 g Kartoffelstärke
20 ml Wasser • 20 ml Olivenöl
2 TL fein gemahlener grüner Kardamom

ZUBEREITUNG

Olivenölseife fein reiben. • In einem Topf Seife, Kardamom, Wasser und Olivenöl erwärmen und unter ständigem Rühren die Seife zum Schmelzen bringen. • Topf von der Hitze nehmen und die Masse auf eine handwarme Temperatur erkalten lassen. • Haferflocken und Kartoffelstärke unterheben, gut kneten, bis eine teigähnliche Konsistenz entsteht. • Den Seifenteig auf Backpapier 3 cm dick ausrollen und ½ Std. im Kühlschrank ruhen lassen. • Mit einem Keksausstecher Seifenformen ausstanzen. • Die Seifen mit Haferflocken und Kardamom bestäuben. • 1–3 Tage in den Kühlschrank stellen, danach wie eine normale Seife verwenden.

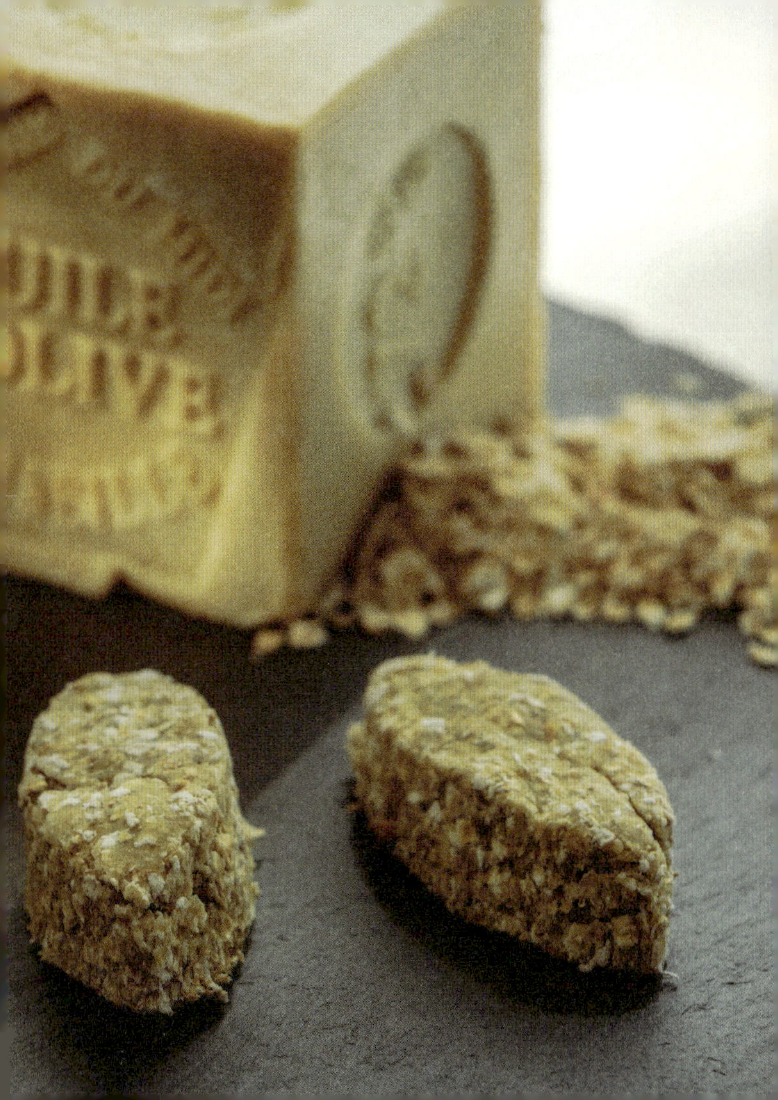

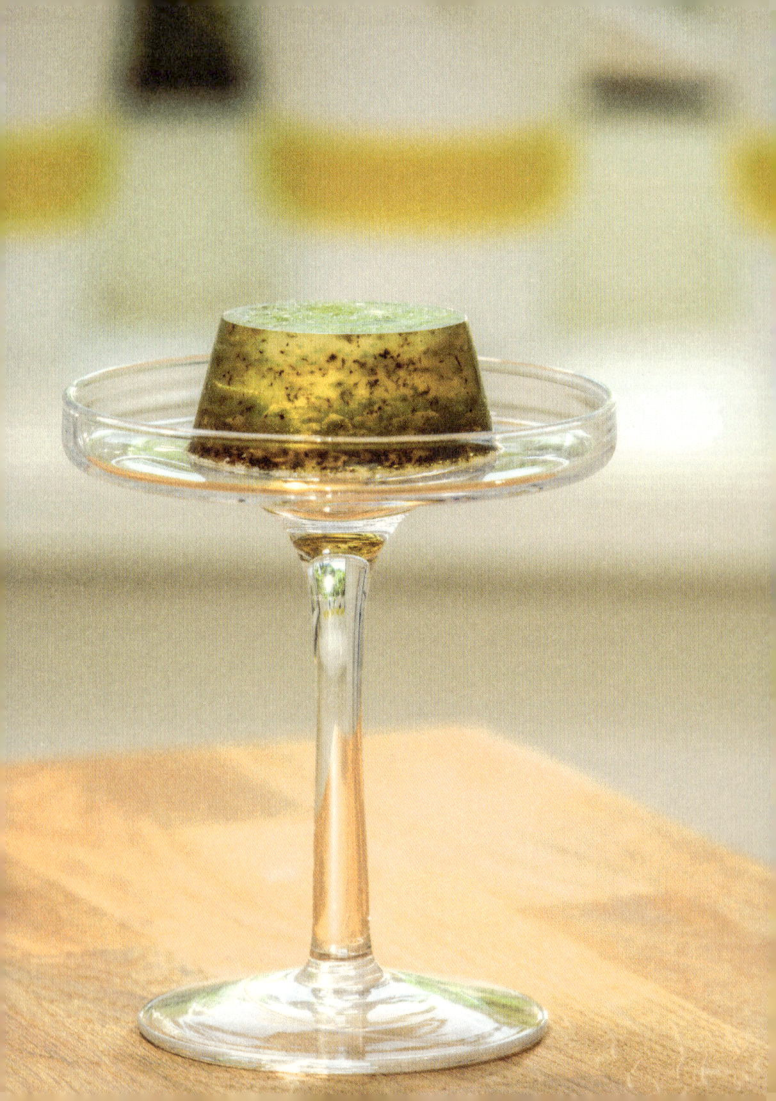

HUGO: SOMMERLICHE SEIFE MIT MINZE UND PROSECCO

Die üppige Pracht der Minze im Sommer, ihr frisches, unverwechselbares Aroma, lädt regelrecht dazu ein, sie zu Seife zu verarbeiten. Minze erfrischt, desinfiziert, kühlt, beruhigt irritierte Haut und ist eine schnelle Hilfe bei Insektenstichen. Zu Minze gesellt sich gerne die Zitrone, die mit ihrem erfrischenden Duft desodoriert, die Haut strafft und vor allem viel gute Laune spendet. Und wer glaubt, das Prosecco nur in ein Glas passt, täuscht sich. Die perlende Säure des Proseccos aktiviert und vitalisiert die Haut.

FÜR 1 SEIFE

100 g Bio-Glyzerinseife • 5–7 Minzblätter
Schale einer ½ Bio-Zitrone
1 EL Prosecco
1 EL Sonnenblumenöl

ZUBEREITUNG

Die Bio-Glyzerinseife und das Öl in einem Topf erwärmen und die Seife zum Schmelzen bringen. • Minzblätter sehr fein zerkleinern, Zitronenschale fein reiben. • Minzblätter, Zitronenschale und Prosecco mit einem Holzstäbchen in die Seifenmasse einarbeiten. • Die Seife in Form gießen und im Kühlschrank 1–2 Tage fest werden lassen. • Seife aus der Form herauslösen und wie eine normale Seife verwenden.

ALKALIFREIE HEILSEIFE MIT KAROTTE, RINGELBLUME UND ORANGE

Alkalifreie Seifen sind pH-neutral und genau genommen seifenfreie Seifen. Sie sind rückfettend und eignen sich für die Pflege empfindlicher Haut. Ringelblume unterstützt die Regeneration und Wundheilung der Haut, Karotte spendet Feuchtigkeit und Orange enthält feine ätherische Öle.

FÜR 1–2 HEILSEIFEN

100 g alkalifreie Seife
1 EL Karotten, fein gerieben
1 EL Ringelblumen, getrocknet
¼ Bio-Orange • 50 g Kokosfett
10 g Kokosmilchpulver
10 g Pfeilwurzelmehl

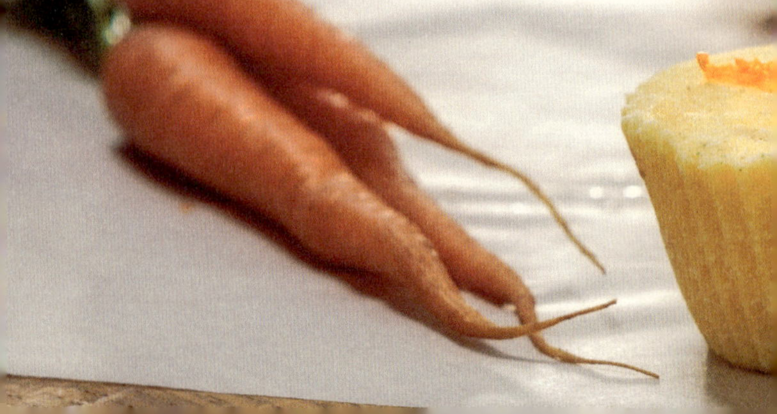

ZUBEREITUNG

Orangenschale reiben, Saft auspressen. • Kokosfett in einem Topf erwärmen und zum Schmelzen bringen. • Orangensaft mit Karotten und Ringelblumen vermischen und zum zerlassenen Kokosfett geben. • 30 Minuten unter der Siedetemperatur ziehen lassen, danach das Kokosfett durch ein Feinsieb filtrieren und den Rückstand auspressen. • Die Seife im Mixer pulverisieren und mit Kokosmilchpulver und Pfeilwurzelmehl vermischen. • Das Kokosfett zugeben und gut vermengen. • Die Seife in Förmchen geben und mit Orangenschale dekorieren. • Im Kühlschrank 3 Tage trocknen lassen, danach aus den Förmchen nehmen und wie eine normale Seife verwenden.

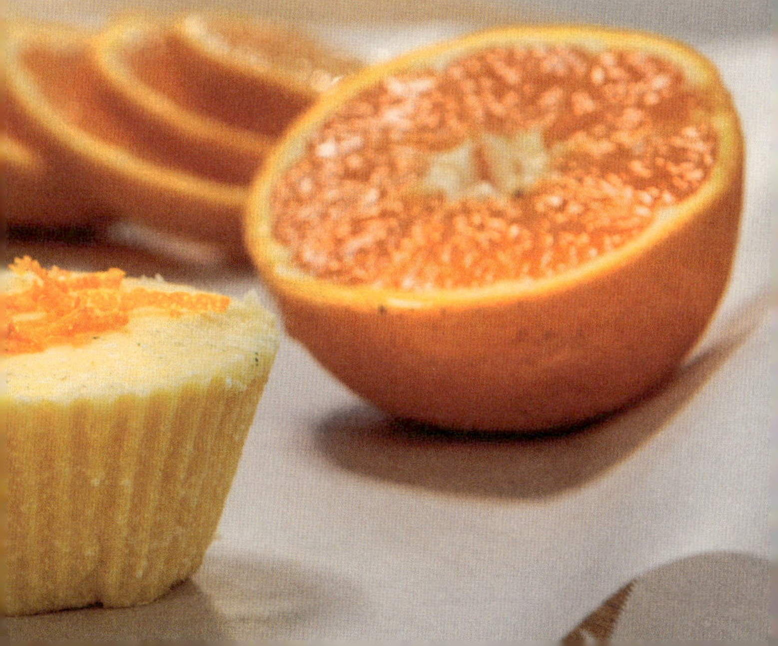

GÖTTERSPEISE: WASCHCREME MIT SCHOKOLADE

Schokolade macht die Haut glücklich – in diesem Rezept sogar ganz ohne Kalorien. Die Kakaobohnen und ihr besonderer Inhaltsstoff, Theobromin, dessen Name sich vom griechischen *theo* – Gott und *broma* – Speise herleitet, sind besonders hautpflegend. Schokolade strafft die Haut, ist durchblutungsfördernd, wärmend, stresslösend, entkrampfend und stimmungsaufhellend. Darüber hinaus gibt es weitere hautpflegende Inhaltsstoffe der Schokolade: Kakaobutter erhöht die Elastizität der Haut, Koffein strafft die Haukonturen, Polyphenole sind zellschützend und ein weiterer Stoff, N-Phenylpropenoyl, besitzt hautregenerative Eigenschaften.

FÜR 2 WASCHCREMES

100 g Schokolade • 30 ml Rum
30 ml Wasser • 50 g Olivenölseife

ZUBEREITUNG

Die Seife zu Spänen raspeln oder im Mixer pulverisieren. Schokolade in Stücke schneiden. • Alle Zutaten in einen Topf geben und langsam zum Schmelzen bringen. • Umrühren und die fertige Waschcreme in einen Tiegel füllen. • Die Waschcreme mit einer Spatel herausnehmen und wie eine normale Seife zur Hand, Gesichts- und Körperreinigung verwenden. Langsam in die Haut einmassieren, kurz einwirken lassen, danach mit lauwarmem Wasser abwaschen.

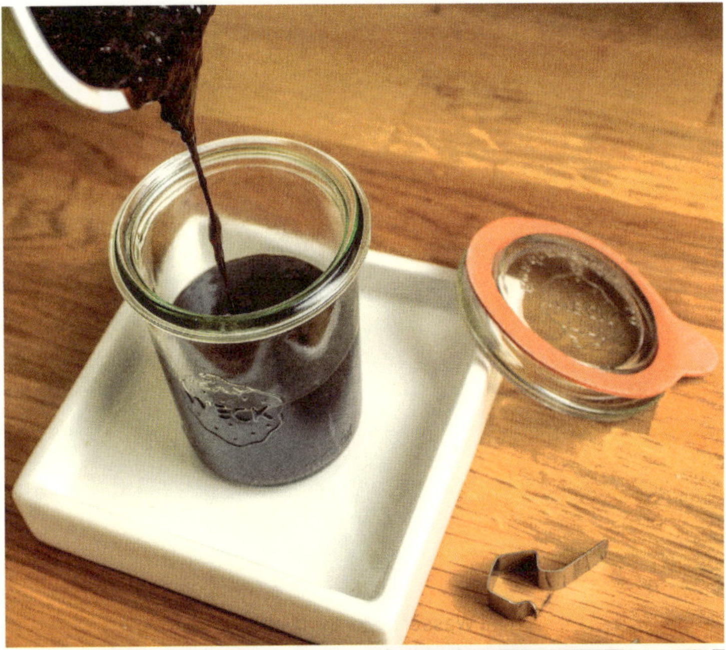
WECK

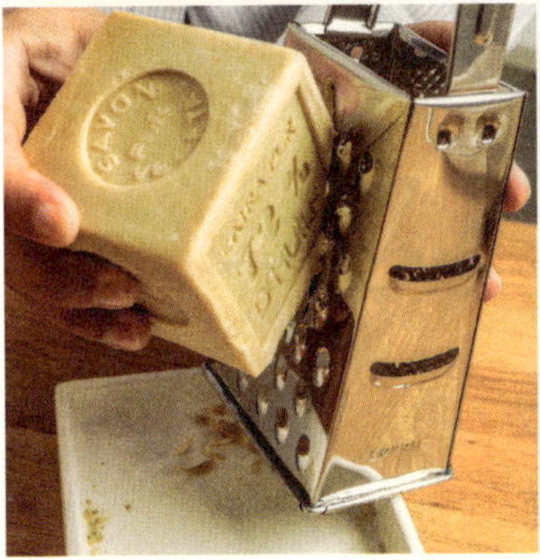
SAVON

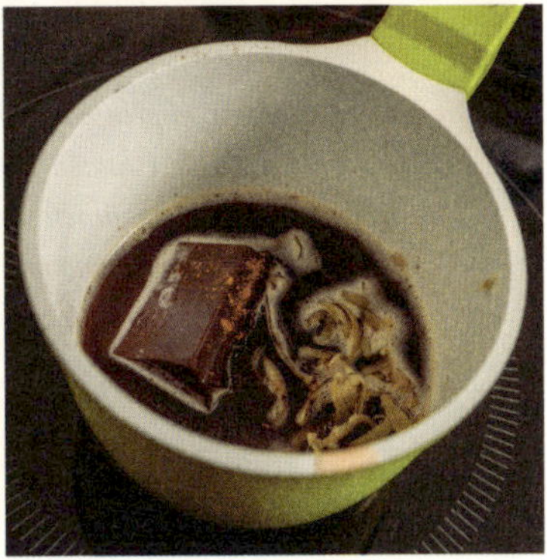

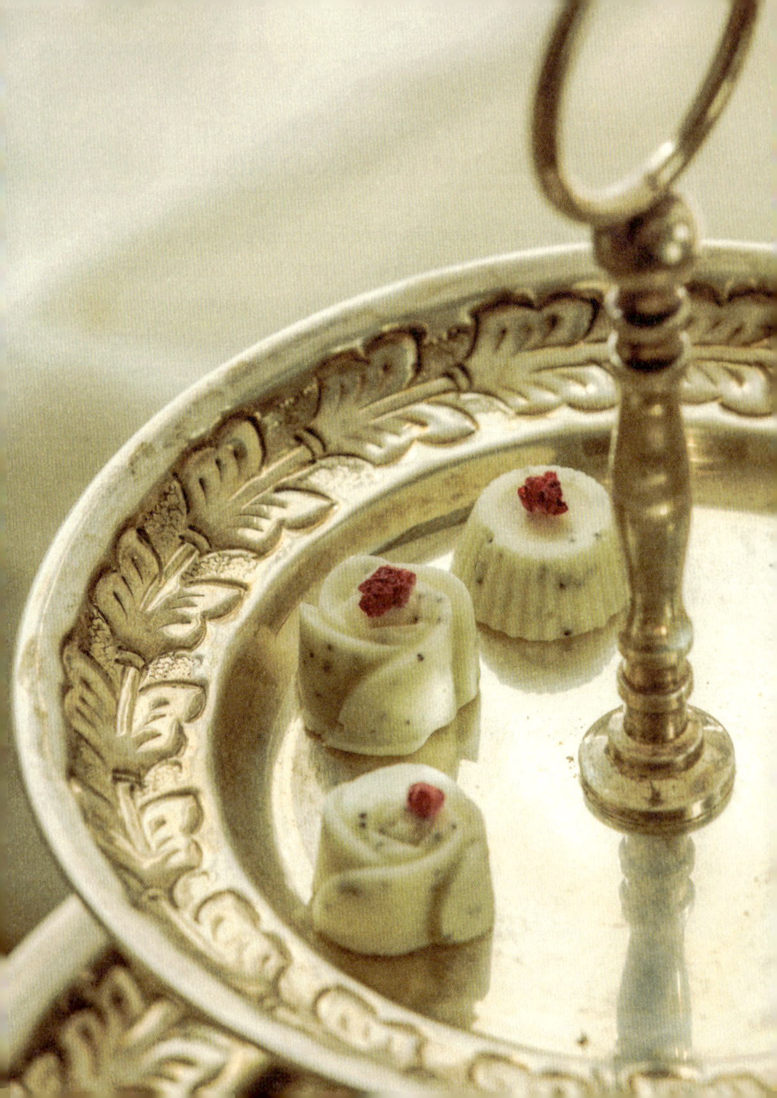

SCHNEEWITTCHEN: PEELINGSEIFE MIT KOKOSMILCH UND MOHN

Kokosmilch spendet der Haut intensive Feuchtigkeit und versorgt sie mit natürlichen Fetten. Sie ist reich an Laurinsäure – ein Inhaltsstoff, der auch in Muttermilch enthalten ist und immunstärkende und antibakterielle Qualitäten besitzt. Kokosmilch ist beruhigend, kühlend, erhöht die Elastizität der Haut und macht sie zart und geschmeidig. Mohn ist ein sanfter Peelingkörper und massiert mit seiner runden Form die Haut beim Waschen. Die Mohnsamen sind mit Wachs benetzt, das in Kontakt mit der Körperwärme schmilzt und in die Hautoberfläche eindringt.

FÜR 3 PEELINGSEIFEN

100 g Bio-Glyzerinseife30 ml Kokosmilch
20 g Kokosmilchpulver
1 TL Mohnsamen
getrocknete Beeren zum Dekorieren

ZUBEREITUNG

Kokosmilch und Kokosmilchpulver vermischen. • Die Bio-Glyzerinseife in einem Topf erwärmen und zum Schmelzen bringen. • Kokosmischung und Mohnsamen unterheben. • In Förmchen gießen und im Kühlschrank 1–2 Tage fest werden lassen. • Seife aus der Form herauslösen und mit getrockneten Beeren dekorieren. • Wie normale Seife verwenden.

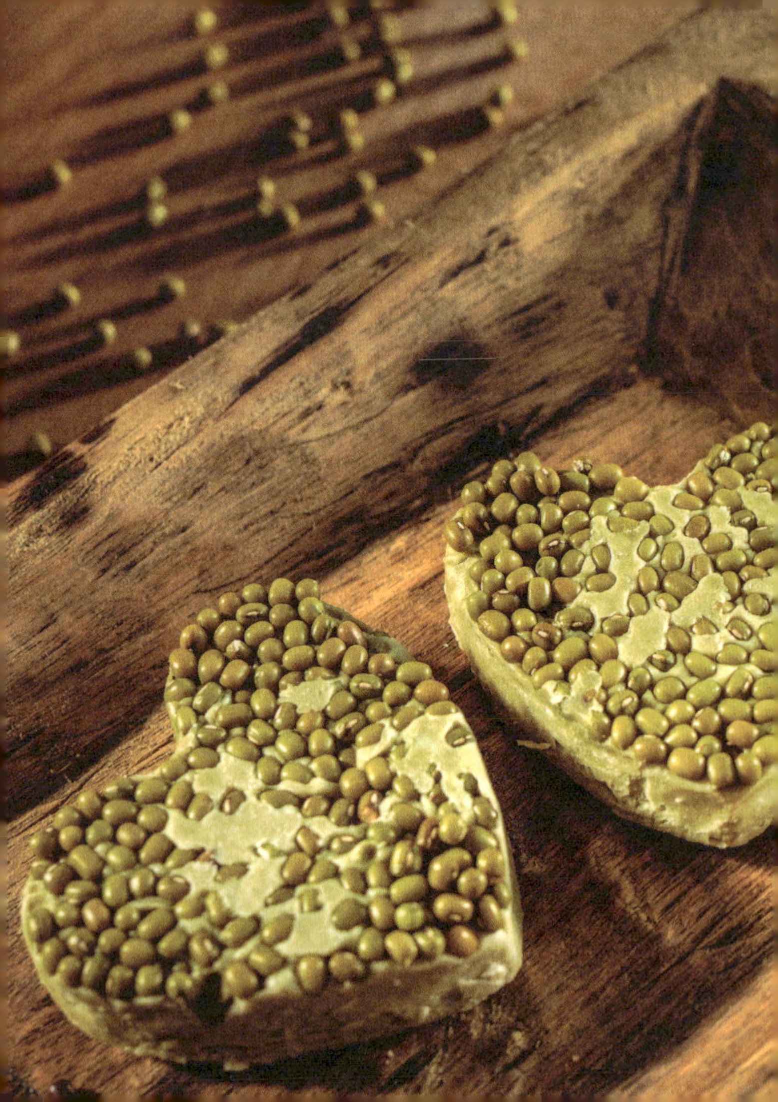

GRÜNE GÖTTIN: SEIFENHERZEN MIT KÜRBISKERNÖL UND MUNGOBOHNEN

Kürbiskernöl hat eine intensive grüne Farbe und ein nussiges Aroma. Es enthält Phytoöstrogene und ist reich an ungesättigten Fettsäuren. Weiters enthält es die Vitamine A, B, C und E sowie ätherische Öle. Auf der Haut ist Kürbiskernöl ein wirksames Wellaging-Öl: Es macht die Haut elastisch und unterstützt ihre Regeneration. Apfelpektin ist ebenfalls ein wertvoller Zusatz in Seife: Es fördert die Entgiftung der Haut und hilft ihr, ihre Feuchtigkeit zu erhalten.

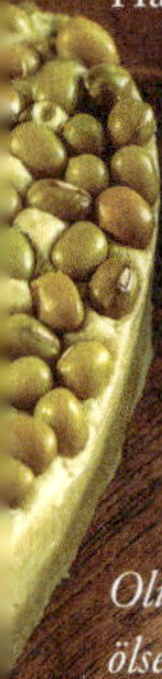

FÜR 2 SEIFENHERZEN

100 g Olivenölseife

20 ml Kürbiskernöl • 20 ml Wasser

5 g Apfelpektin

ZUBEREITUNG

Olivenölseife im Mixer pulverisieren. • Wasser, Kürbiskernöl und Olivenölseife in einem Topf erwärmen und die Seife zum Schmelzen bringen. Von der Hitze nehmen und auf handwarme Temperatur abkühlen lassen. Die Kartoffelstärke beimengen. • Seifenförmchen mit Mungobohnen auskleiden und die Masse einfüllen. • Die fertigen Seifen 1–3 Tage im Kühlschrank trocknen lassen, anschließend als Massageseife verwenden. Die glatte Oberfläche der Seife nass machen und die Haut damit reinigen, die Massageseite trocken zum Massieren verwenden.

LINDENBLÜTENSTAUB: SEIFENPULVER MIT LINDENBLÜTEN

Seifenpulver ist eine schnelle Alternative zu herkömmlichen festen Seifen. Es kann aus Seifenflocken, feinen Kräutern, Blüten und Gewürzen, aber auch ganz ohne Seife gerührt werden. Lavaerde eignet sich hierfür als naturbelassene Alternative zur Seife. Die Linde enthält Saponine, waschaktive Stoffe, hautberuhigende Flavonoide und viele Schleimstoffe, die bei Kontakt mit Wasser aufquellen und der Haut Feuchtigkeit spenden. Auch das frische Grün des Chlorophylls besitzt zellschützende und wundheilende Eigenschaften.

FÜR 1 GLAS

1 Glas getrocknete Lindenblätter und -blüten
½ Glas weiße Lavaerde (oder grüne Heilerde)
¼ Glas Kokosmilchpulver

ZUBEREITUNG

Lindenblätter in den Mixer geben und pulverisieren. • Das Lindenpulver mit einem Sieb von groben Teilen befreien und in ein Glas füllen. Lavaerde und Kokosmilchpulver zugeben. • Gut schütteln, bis alle Zutaten homogen miteinander vermischt sind. • Eine Prise Seifenpulver auf die angefeuchtete Haut geben und sanft einmassieren. Kann als Gesichts- und Körperreinigung verwendet werden und ist auch für Kinder und Menschen mit sensibler Haut gut verträglich.

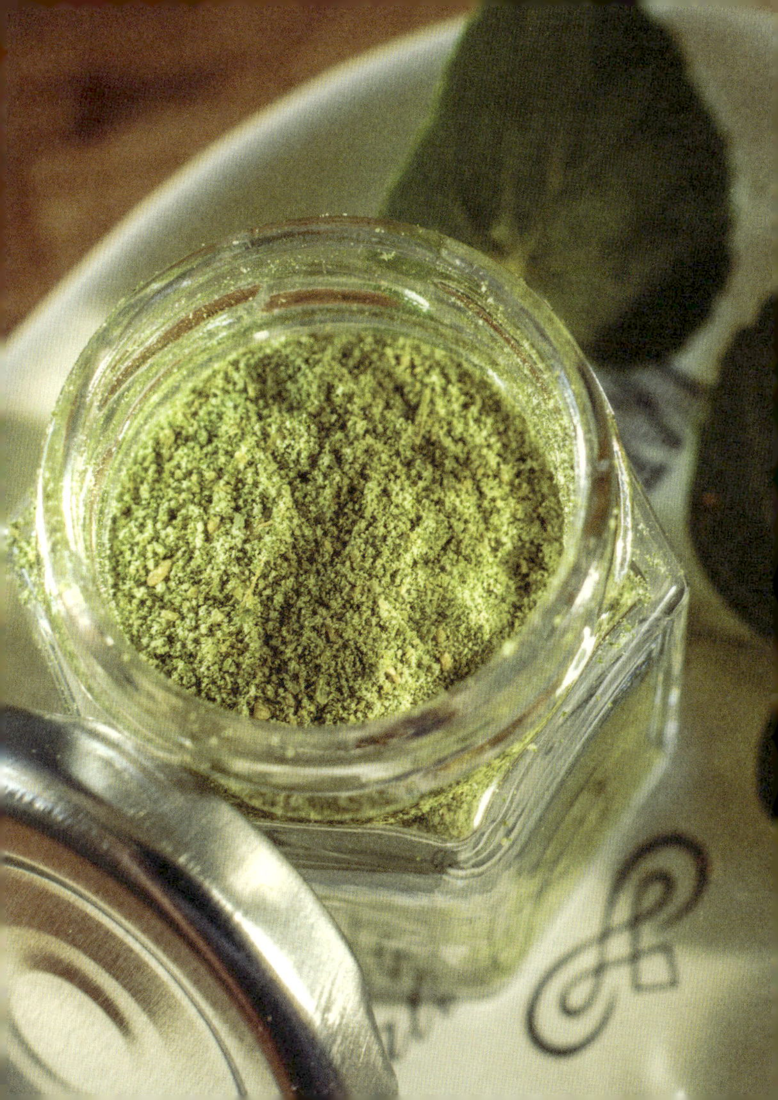

SHAMPOOS, DUSCHGELS UND FLÜSSIGSEIFEN

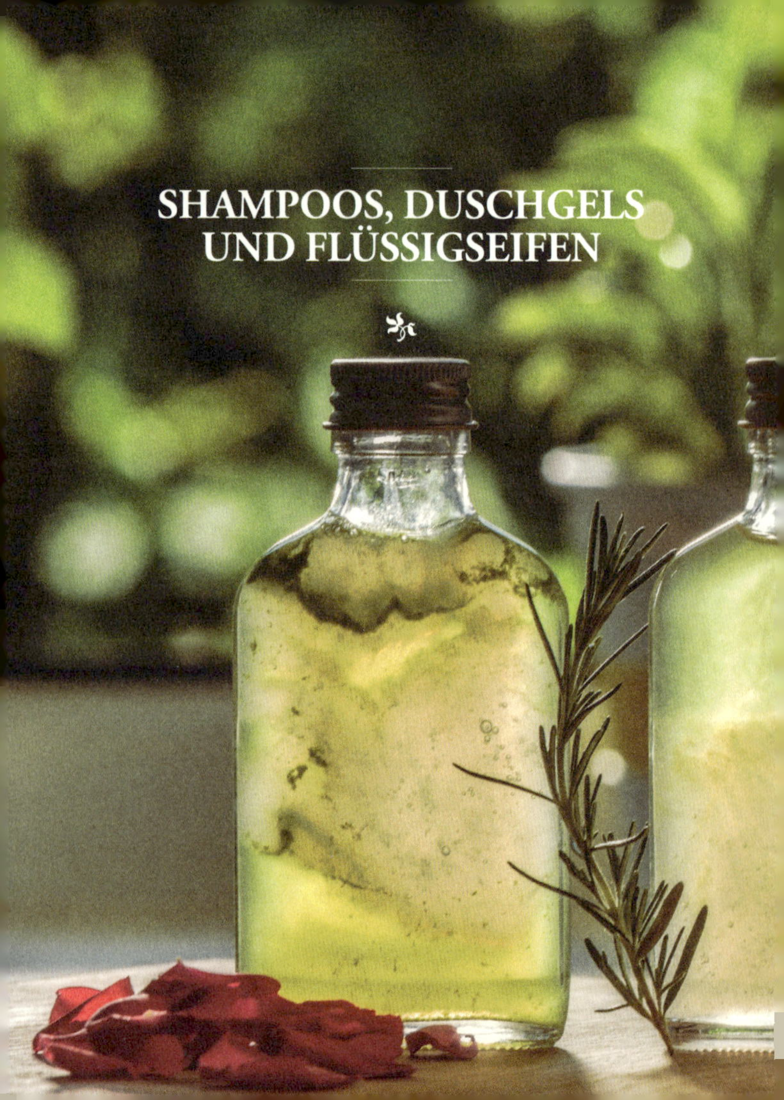

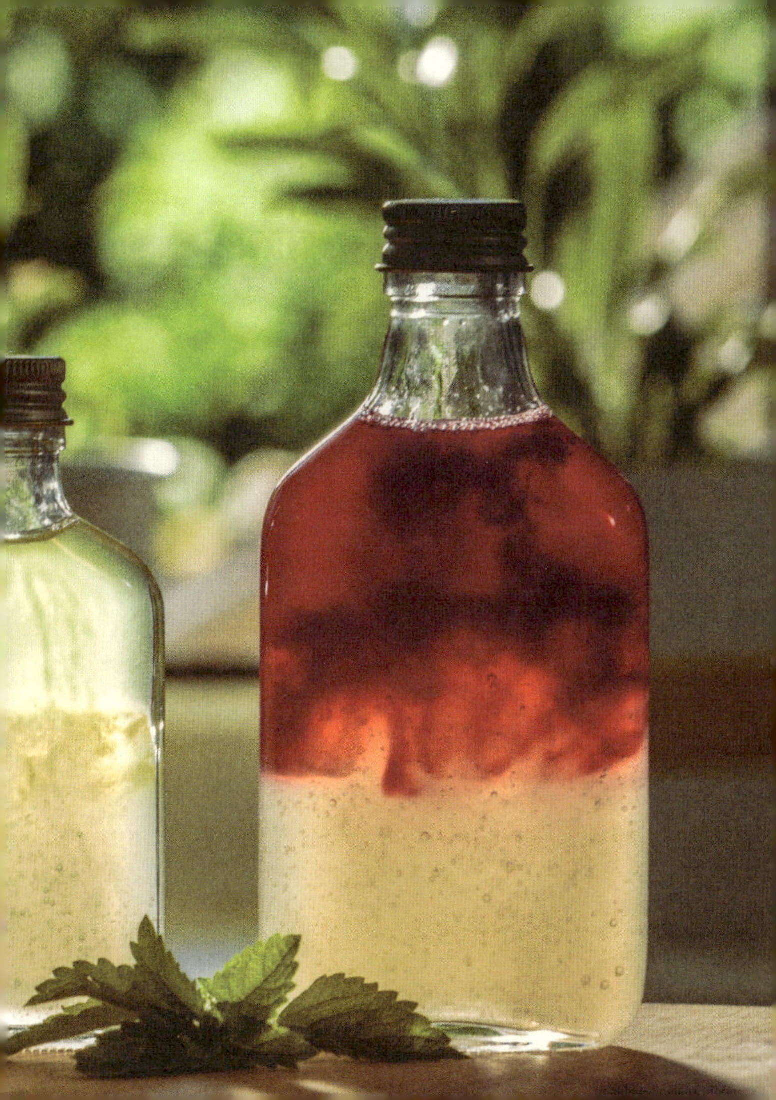

DORNRÖSCHEN: HAARSHAMPOO MIT FRISCHEN ROSEN UND HIMBEEREN

Der Duft frischer Rosen und Himbeeren im Sommer verzaubert und bringt uns zum Strahlen. Der sinnliche Duft der Rose und das fruchtig-frische Aroma der Himbeere machen glücklich. Die fruchtige Säure der Himbeere macht das Haar weich und leicht kämmbar, die natürlichen Wachse der Rosenblüten wirken rückfettend und machen das Haar glänzend. Ihre weiteren Inhaltsstoffe wirken peelend, hautstraffend, desinfizierend und entzündungshemmend.

FÜR 1–2 SHAMPOOS

3-5 Duftrosen • 50 g Himbeeren
100 g Bio-Shampoogrundlage • 100 ml Wasser

ZUBEREITUNG

Die Blüten der Duftrosen abziehen. • Rosenblüten, Himbeeren und Wasser in einen Topf geben. • Alles mit dem Pürierstab zerkleinern und zum Kochen bringen. • 10 Minuten köcheln und einreduzieren lassen, danach durch ein Feinsieb filtrieren. • Die Shampoogrundlage in eine Flasche füllen, darüber die Himbeer-Duftrosenmischung geben. • Vor dem Verwenden schütteln und beide Komponenten miteinander mischen. • Das Shampoo auf das nasse Haar auftragen und gründlich einmassieren, danach wie gewohnt ausspülen. Kann auch als Duschgel oder als Flüssigseife verwendet werden.

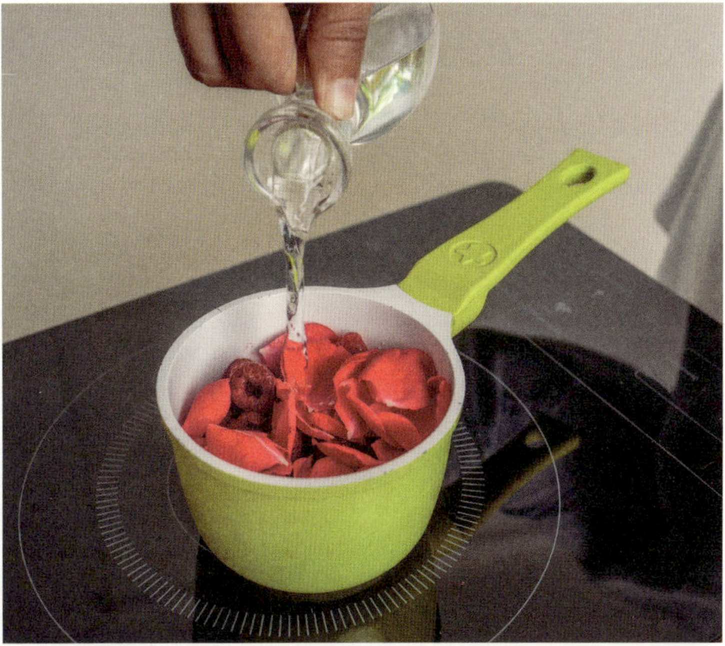

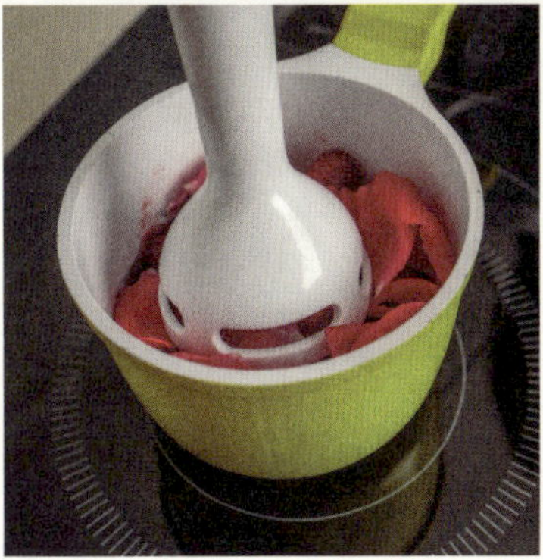

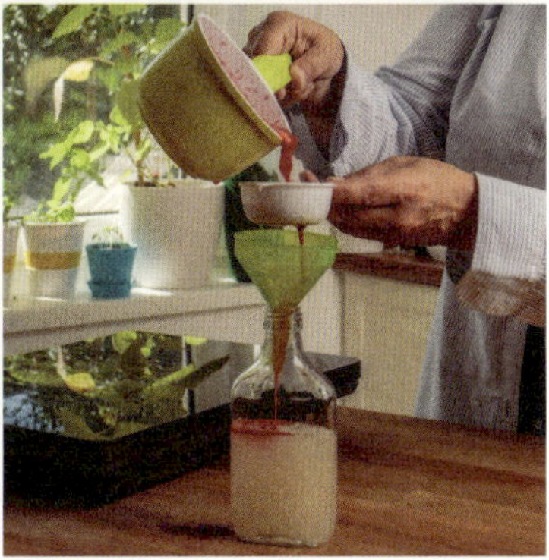

FRUCHTIGES HAARSHAMPOO MIT GRAPEFRUIT UND ROSMARIN

Als zitrusartiger Paradiesapfel ist die Grapefruit eine besonders gesundheitsförderliche Frucht. Sie ist antioxidativ, hautstraffend, desinfizierend, entgiftend und mineralisierend, enthält Vitamin C, Pektine, ätherische Öle und in den Kernen Stoffe mit antibiotischen Eigenschaften. Rosmarin ist ein ausgezeichnetes Haartonikum. Er aktiviert die Haarwurzeln, reguliert die Aktivität der Talgdrüsen, reduziert Juckreiz sowie Schuppenbildung und festigt das Haar.

FÜR 1–2 SHAMPOOS

½ Bio-Grapefruit • 3–5 Zweige Rosmarin
100 g Bio-Shampoogrundlage • 100 ml Wasser

ZUBEREITUNG

Rosmarin fein schneiden. • Grapefruitsaft auspressen, die Schale in kleine Stücke schneiden und die Kerne aufbrechen. • Kerne, Saft und Schale der Grapefruit mit Rosmarin und Wasser in einen Topf geben und zugedeckt zum Kochen bringen. • 15 Minuten köcheln lassen, danach die Flüssigkeit durch ein Feinsieb filtrieren. • Die Shampoogrundlage in eine Flasche füllen, darüber die Rosmarin-Grapefruit-Mischung geben. Vor dem Verwenden schütteln und beide Komponenten miteinander mischen. • Das Shampoo auf das nasse Haar auftragen und gründlich einmassieren, wie gewohnt ausspülen.

RAPUNZEL: KRÄFTIGENDES KRÄUTERSHAMPOO MIT BIRKE, BRENNNESSEL UND THYMIAN

Birke ist eine ausgesprochen wirksame Pflanze und durch ihren Gehalt an Saponinen, Betulin und Gerbstoffen stärkt sie Haar und Haarboden. Die Brennnessel steht der Birke in nichts nach: Durch ihre Kieselsäure, Eisen und Mineralien nährt sie das Haar und fördert die Durchblutung der Kopfhaut. Thymian enthält viel ätherisches Öl und Thymol, einen Inhaltsstoff mit antiseptischen Eigenschaften. Das Shampoo regt das Haarwachstum an, reduziert die Schuppenbildung und fördert die Hautregeneration.

FÜR 1–2 SHAMPOOS

einige Triebspitzen Birke, Brennnessel und Thymian
100 g Bio-Shampoogrundlage • 100 ml Wasser
1 TL Salz • 1 TL Essig • 1 TL Öl • ¼ TL Flohsamen

ZUBEREITUNG

Kräuter zerkleinern und gemeinsam mit Wasser, Salz, Öl und Flohsamen in einen Topf geben. • Zum Kochen bringen und 10 Minuten zugedeckt köcheln lassen, anschließend die Flüssigkeit filtrieren. • Die Shampoogrundlage in eine Flasche füllen, darüber die Kräutermischung geben. • Vor dem Verwenden schütteln und beide Komponenten miteinander mischen.

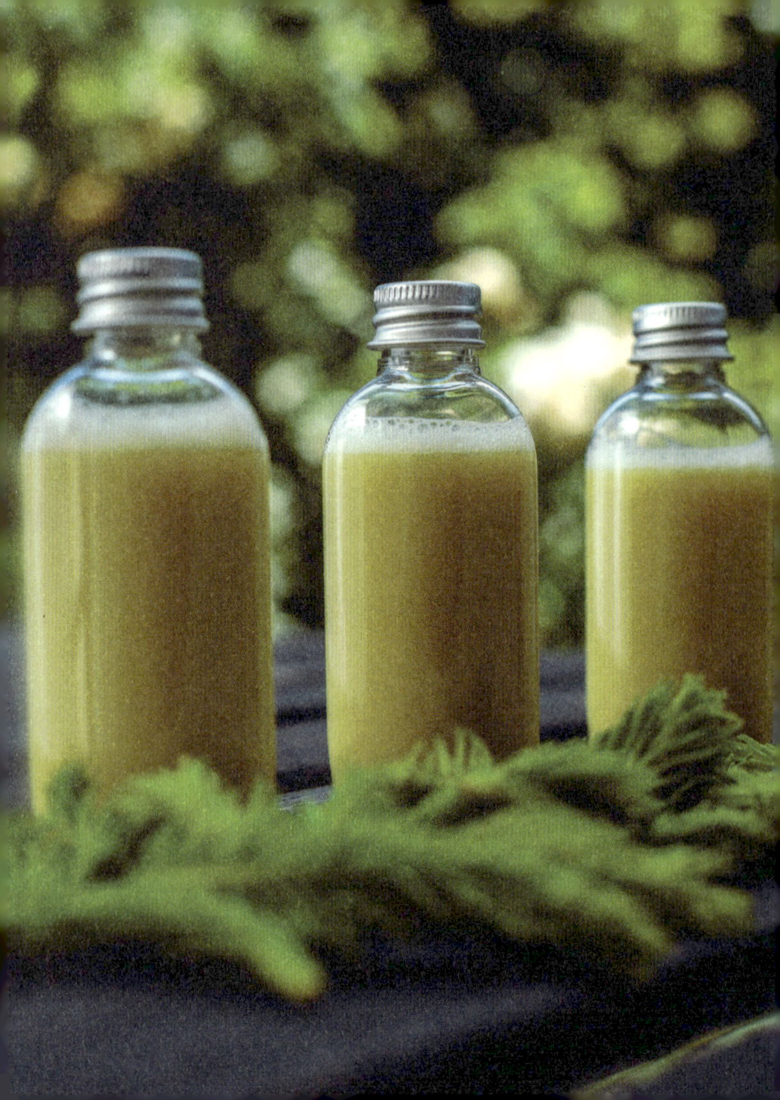

WIPFELINCHEN: FRISCHES SHAMPOO MIT TANNENWIPFELN

Wipfel, die frischen Triebspitzen der Nadelbäume, sind im Frühling eine reiche Quelle an Nährstoffen aus der Natur. Sie spenden der Haut viel organisches Wasser, Vitamin C, Chlorophyll, Harze und natürliche ätherische Öle. Als Shampoo regulieren die Wirkstoffe der Wipfel die Aktivität der Talgdrüsen, wirken desinfizierend, abschwellend, reduzieren Juckreiz und Schuppenbildung. Sie stärken Haar und Haarboden, machen das Haar fest, leicht kämmbar und geben ihm eine natürliche Fülle. Das Haar muss weniger oft gewaschen werden, ist gut gepflegt und glänzend. Neben Tannenwipfeln eignen sich auch die Wipfel von Fichte, Kiefer oder Zirbe.

FÜR 1–2 SHAMPOOS

3–5 EL Wipfel • 100 g Bio-Shampoogrundlage
100 ml Wasser • ½ TL Leinsamen
1 Prise Salz

ZUBEREITUNG

Wipfel, Wasser, Salz und Leinsamen im Mixer zerkleinern. • Die Flüssigkeit 1–3 Stunden ziehen lassen. • Durch ein Feinsieb filtrieren und in eine Flasche füllen. • Shampoogrundlage zugeben, Flasche verschließen und gut schütteln. • Wie ein normales Shampoo verwenden, kann auch zur Gesichts- und Körperreinigung benutzt werden.

BLÜTENMILCH: HONIGDUSCHGEL MIT HOLUNDERBLÜTEN

Holunderblüten haben eine beruhigende, stresslösende und entzündungshemmende Wirkung. Naturheilkundig werden sie zur Behandlung von Rheuma, Gicht, Fieber, Verkühlungen, Entzündungen der Atemwege oder Grippe verwendet. Die Blüten machen die Haut weich und zart und klären kleine Unreinheiten. Gemeinsam mit Milch sind sie eine hochwertige Pflegegrundlage für sensible Haut. Die Verwendung des Duschgels erspart das Eincremen nach dem Duschen. Honig spendet der Haut entzündungshemmende Stoffe, glättet und strafft.

FÜR 1–2 DUSCHGELS

1–3 Holunderblütendolden • 100 ml Kokosmilch
1 EL Honig • 100 g Bio-Shampoogrundlage

ZUBEREITUNG

Holunderblüten von den Stängeln lösen. • Holunderblüten, Kokosmilch und Honig in einem Topf zum Kochen bringen. • Einmal aufkochen lassen, danach die Temperatur reduzieren und 15 Minuten unter der Siedetemperatur ziehen lassen. • Eine weitere Stunde in der Restwärme stehen lassen. • Die Mischung durch ein Feinsieb filtrieren und in eine Flasche füllen. • Shampoogrundlage zugeben, Flasche verschließen und gut schütteln. • Als Duschgel und Flüssigseife zur Gesichts- und Körperreinigung verwenden.

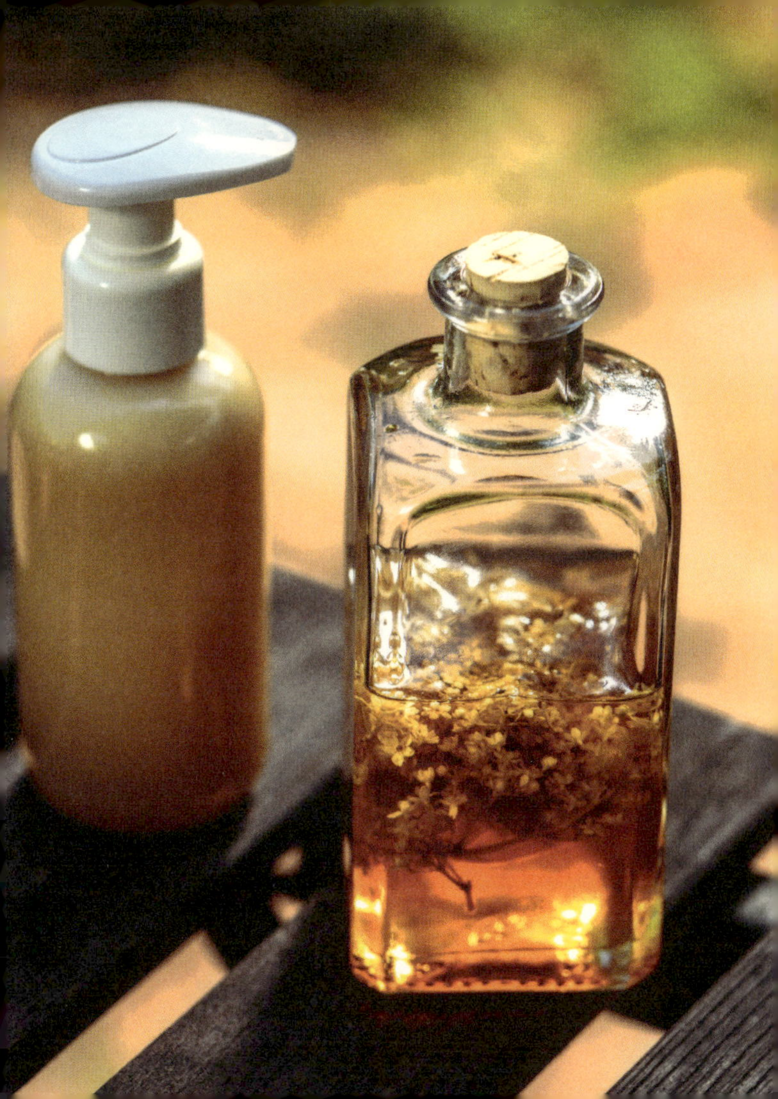

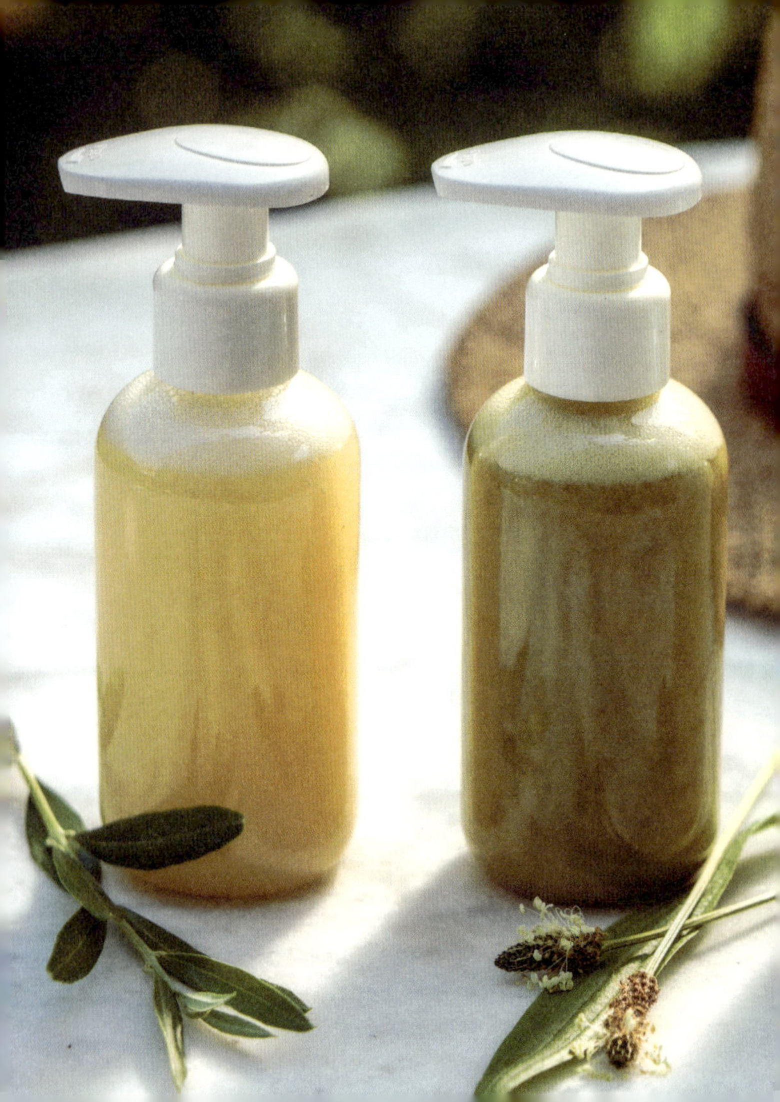

GERSTENKUSS: GESICHTSREINIGUNG MIT BASILIKUM UND GERSTE

Über die hautheilenden Qualitäten der Gerste wusste schon die naturheilkundige Nonne Hildegard von Bingen zu berichten und verwendete eine milde Lotion aus Gerste und Wasser zur Behandlung rauer und schuppiger Haut. Gerste enthält glättende, hautregenerierende und feuchtigkeitsspendende Stoffe und hat eine hautberuhigende Wirkung. Basilikum kühlt und ist ein bewährtes Kraut gegen Entzündungen und Hautirritationen.

FÜR 1 FLASCHE

1 EL Gerste • einige Zweige Basilikum
50 g Olivenölseife
150 ml Wasser • 1 EL Olivenöl
1 Prise Salz

ZUBEREITUNG

Olivenölseife im Mixer pulverisieren. • Gerste und Wasser in einem Topf zum Kochen bringen. • 15 Minuten zugedeckt köcheln lassen, danach das Gerstenwasser durch ein Feinsieb filtrieren. • Basilikum und Salz zugeben, mit dem Pürierstab zerkleinern. • Das mit Basilikum angereicherte Gerstenwasser erneut filtrieren. • Wasser, Öl und Seife in den Mixer geben und glatt rühren. • Die Flüssigseife in eine Spenderflasche füllen und zur Gesichts-, Hand- und Körperreinigung verwenden.

SANFTE ALKALIFREIE FLÜSSIGSEIFE MIT KOKOSMILCH, OLIVENBLÄTTERN UND SPITZWEGERICH

Diese milde Flüssigseife ist pH-neutral, rückfettend und kann auch von Kindern und Menschen mit sensibler Haut verwendet werden. Olivenblätter werden in der Naturheilkunde zur Behandlung von Hautentzündungen, Wunden und Parasiten angewendet. Spitzwegerich enthält Aucubin, einen antibakteriellen und pilzhemmenden Stoff, sowie Schleimstoffe, die hautschützend und feuchtigkeitsspendend wirken. Gemeinsam sind Olivenblätter und Spitzwegerich wirksame Mittel zur Behandlung unreiner Haut.

FÜR 1 FLÜSSIGSEIFE

5–10 Olivenblätter und Spitzwegerich • 100 ml Kokosmilch
50 ml alkalifreie Seife • 1–3 Tropfen Lavendel- oder Thymianöl

ZUBEREITUNG

Olivenblätter, Kokosmilch und Seife in einem Topf zum Kochen bringen. Temperatur reduzieren und unter der Siedetemperatur 10 Minuten köcheln lassen. • Immer wieder umrühren, bis die Seife vollständig geschmolzen ist. • Die Seife durch ein Sieb filtrieren und in eine Spenderflasche füllen. • Ätherisches Öl zugeben, verschließen und gut schütteln. Die Flüssigseife kann zur Gesichts-, Hand- und Körperreinigung verwendet werden.

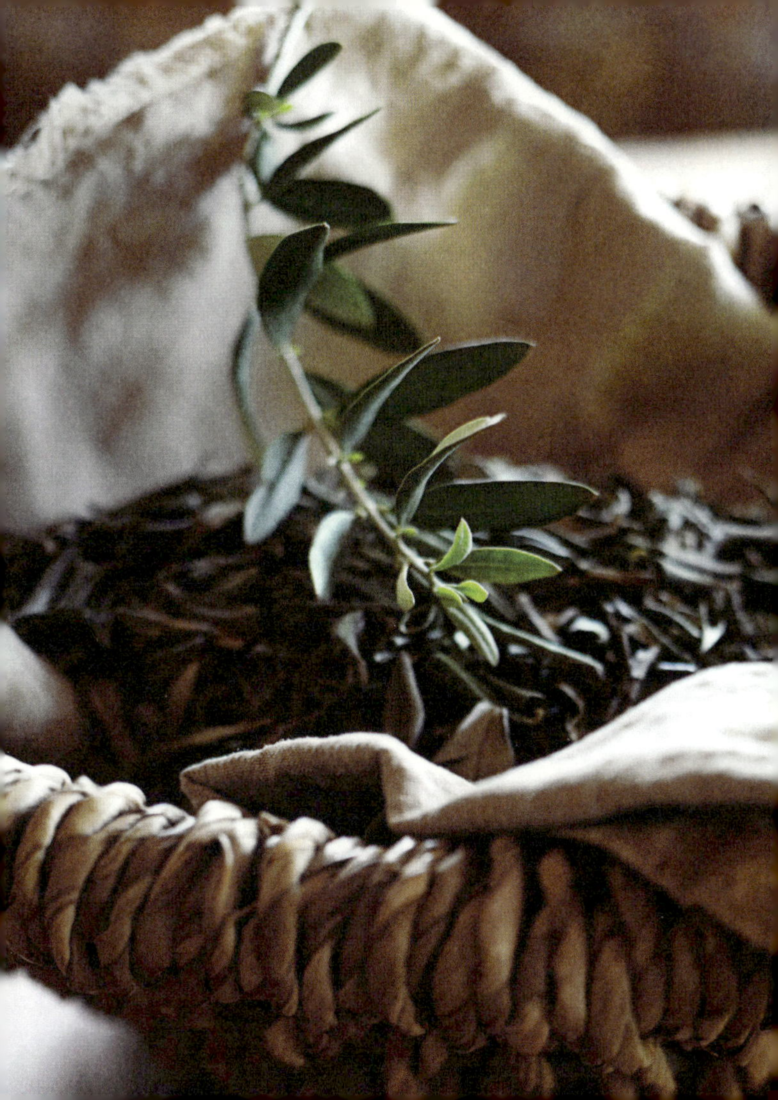

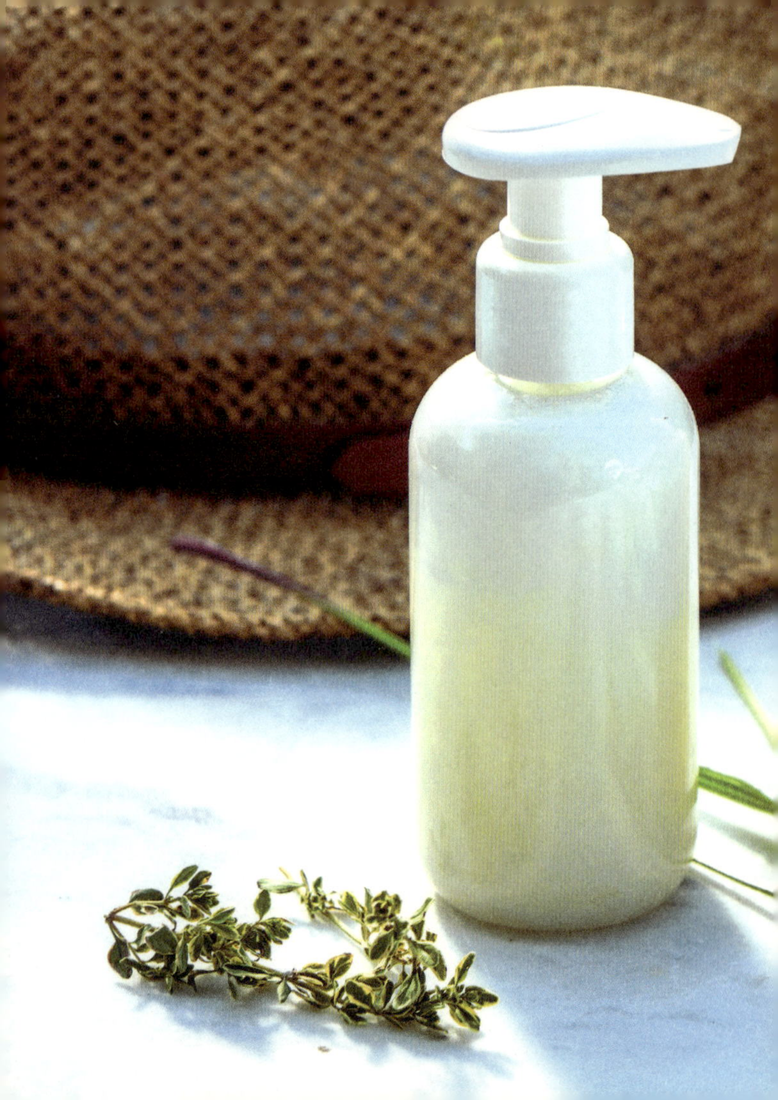

VITALISIERENDES DUSCHGEL MIT MOLKE UND ZIMT

Mit seinem hautneutralen pH-Wert ist Molke ein sanftes Reinigungsmittel für Haut und Haar. Molke ist rückfettend, hautberuhigend und nährend. Nach der Reinigung mit Molke fühlt sich die Haut sichtbar gepflegt an und braucht in der Regel keine weitere Pflege. Auch dem Haar verleiht Molke Fülle und Glanz, macht es gut kämm- und frisierbar. Zimt ist durchblutungsfördernd und aktiviert die Hautfunktionen, hat eine wärmende und antibakterielle Wirkung.

FÜR 2 DUSCHGELS

1 kleine Stange Zimt • 100 ml Molke
1 EL Honig • 100 g Bio-Shampoogrundlage
½ TL Leinsamen

ZUBEREITUNG

Zimtstange im Mörser grob zerkleinern. • Zimt, Molke, Honig und Leinsamen in einem Topf zum Kochen bringen. • 10 Minuten zugedeckt köcheln lassen, danach die Molke durch ein Feinsieb filtrieren. • Mit der Shampoogrundlage vermischen und in eine Spenderflasche füllen. • Als anregendes und durchblutungsförderndes Duschgel verwenden, kann auch als Shampoo und zur Gesichts-, Hand- und Körperreinigung angewendet werden.

BEZUGSQUELLEN UND WEITERFÜHRENDE INFORMATIONEN

Bitte achten Sie beim Einkauf Ihrer Rohstoffe auf biologische und umweltfreundliche Produkte. Bei den Rezepten im Buch wurden folgende Basisprodukte* verwendet:

SEIFEN:
Marseiller Olivenölseife
Stübener Kräutergarten Bio-Glycerinseife Gießseife
Mag. Doskar Alkalifreie Seife unparfümiert und ungefärbt

SHAMPOO-, DUSCHGEL- UND FLÜSSIGSEIFENGRUNDLAGE:
Sanoll Shampoo und Duschbad Basis
Naturgarten Shampoogrundlage

LAVAERDE:
Logona Lava Erde
Logona Weiße Lava Erde Ghassoul
Argiletz Grüne Heilerde

BIO-KRÄUTER UND GEWÜRZE:
Sonnentor

* Bezugsquellen: Bioläden, Drogeriemärkte oder Internet

NÜTZLICHE INFORMATIONSQUELLEN ÜBER DIE INHALTSSTOFFE IN HAUTPFLEGEPRODUKTEN

www.oekotest.de
www.cosmetic-check.com
www.umweltberatung.at
www.bund.net/toxfox
www.kosmetik-ohne-tierversuche.de

ÜBER DIE AUTORIN

Gabriela Nedoma ist Naturpädagogin und Expertin für biologische Hautpflege und Grüne Kosmetik. Sie initiierte das Projekt *Natur schützt Haut* und unterrichtet im Lehrgang *Grüne-Kosmetik-Pädagogik* die Grundlagen naturbelassener Hautpflege. Als Buchautorin und gefragte Naturreferentin engagiert sie sich in Projekten an Schulen und in der Erwachsenenbildung für ein Leben im Einklang mit der Natur. Gabriela Nedoma lebt mit ihrem Mann in Niederösterreich.

FSC
www.fsc.org
MIX
Papier aus verantwortungsvollen Quellen
FSC® C012536

 E-Mail: info@servus-buch.at. Fotos von Jürgen Skarwan, Fotos S. 2, 59: Markus Bassler. Redaktion: Birgit Moltinger. Lektorat: Kerstin Uhl. Titelsatz aus einer Kalligrafie von Karl Starzer, Satz aus der Adobe Garamond Pro sowie der Meta Pro. Art Direction: Peter Feierabend. Gestaltung und Satz: Conny Laue. Gebunden in Fadenheftung. Druck und Bindung: Druckerei Theiss. Gedruckt in Österreich.

ISBN 978-3-7104-0011-7

1 2 3 4 5 6 7 8 / 16 15 14

www.servus-buch.at